Phase 4
Anpassung

„Wie schaffe ich es, diesen Druck auszuhalten?"

Phase 5
Management

„Wie mache ich es am besten allen recht?"

Phase 6
Bewältigung

„Warum ist es so schwer, mich loszulösen?"

Phase 7
Aufgeben der Rolle

„Wie soll es jetzt weitergehen?"

Thomas Duschlbauer / Ingrid Gutenthaler / Walter Lanz / Barbara Larcher

Pflege-Wege

Thomas Duschlbauer / Ingrid Gutenthaler / Walter Lanz / Barbara Larcher

Pflege-Wege

Der Beratungskompass für Angehörige von Demenzpatienten

ENNSTHALER VERLAG STEYR

Erklärung

Die in diesem Buch angeführten Vorstellungen, Vorschläge und Therapiemethoden sind nicht als Ersatz für eine professionelle medizinische oder therapeutische Behandlung gedacht. Jede Anwendung der in diesem Buch angeführten Ratschläge geschieht nach alleinigem Gutdünken des Lesers. Autoren, Verlag, Berater, Vertreiber, Händler und alle anderen Personen, die mit diesem Buch in Zusammenhang stehen, können weder Haftung noch Verantwortung für eventuelle Folgen übernehmen, die direkt oder indirekt aus den in diesem Buch gegebenen Informationen resultieren oder resultieren sollten.

Den Autoren ist bewusst, dass ein Großteil der pflegenden Angehörigen Frauen sind und auch in den Pflegeberufen hauptsächlich Mitarbeiterinnen beschäftigt werden. Dass in diesem Buch keine geschlechtsneutrale Ansprache gewählt wurde, ist der besseren Lesbarkeit geschuldet.

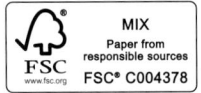

www.ennsthaler.at

ISBN 978-3-7095-0128-3
Thomas Duschlbauer/Ingrid Gutenthaler/
Walter Lanz/Barbara Larcher · Pflege-Wege
Alle Rechte vorbehalten
Copyright © 2021 Ennsthaler Verlag, Steyr
Ennsthaler Gesellschaft m.b.H. & Co KG, 4400 Steyr, Österreich
Umschlaggestaltung: Gloria Riedmann
Satz & Grafik: Christian Mayrhofer
Fotos: T. Duschlbauer, B. Larcher, AdobeStock, T. Riedmann, J. Steininger
Druck und Bindung: PBtisk a.s., Tschechien

Inhaltsverzeichnis

Vorwort 6
Einleitung 8
Das Konzept der PFLEGE-WEGE 14
1 bis 7: Die einzelnen Phasen 17
  Eine Reise ins Ungewisse 17
  Phase 1: Verdacht 20
  Phase 2: Bekräftigung 24
  Phase 3: Bestätigung 30
  Phase 4: Anpassung 40
  Phase 5: Management 44
  Phase 6: Bewältigung 48
  Phase 7: Aufgeben der Rolle 52
Der Weg zur Perspektive 57
  Der systemische Ansatz als Leitlinie 57
  Und was sagt uns die Forschung? 60
Kreative Methoden 64
  Gestalten Sie Ihr Leben! 64
  Die Persona 68
  Die Eco-Map 71
  Die Journey 72
  Die Canvas-Methode 75
  Die Heldenreise 76
Das Autorenteam 80

Vorwort

Es ist ein Leichtes, in düsteren Farben zu malen: drohender Pflegenotstand wegen zu geringer Finanzmittel, Verdoppelung der Anzahl von Demenzkranken und um die Hälfte weniger pflegende Angehörige in den nächsten Jahrzehnten. Bei diesen Aussichten erstarren viele wie das Kaninchen vor der Schlange. Was können Sie als pflegender Angehöriger angesichts einer solchen Entwicklung unternehmen?

Wichtig ist es zuallererst, auf die eigenen Stärken zu vertrauen. Uns Menschen zeichnet vor allem eines aus: Wir haben in unserer Geschichte so viele Krisen gemeistert, sind Virtuosen der Anpassungsfähigkeit und Ausdauer. Gerade in schwierigen Lebenslagen schöpfen wir unser kreatives Potenzial aus. Wir müssen uns im Kampf gegen den Drachen „Demenz" einfach nur stärker darauf besinnen. Es gilt auch, menschliche und soziale Tugenden weiterzuentwickeln bzw. zu mobilisieren.

Das bedeutet auch, sich noch besser zu vernetzen, um Energien zu bündeln; Gefühle wie Verbundenheit, Liebe und Loyalität zu vertiefen; auf die Kräfte der Natur über die Ernährung oder auf Entspannungsübungen zurückzugreifen und auf die Fortschritte der Medizin zu setzen. Jedenfalls dürfen wir den Gegner nicht unterschätzen.

Auch an den Schrauben unserer Einstellungen lässt sich drehen. An den alten, gewohnten, klischeehaften Einstellungen. Sie bedingen, dass wir Leid und Schmerz nicht gern ins Auge blicken wollen und oft wie vor Schreck gelähmt sind, keine Kräfte mobilisieren können. Hinter der guten Miene, die wir aufsetzen, stecken Taktiken wie Verharmlosen, Verleugnen und Verdrängen.

Nicht nur der Einzelne, sondern der Großteil unserer Gesellschaft sieht in der Demenz einen Vorboten des Untergangs, der Auflösung und verbindet damit nichts als Siechtum. Vielmehr ist sie ein Anzeichen, dass unser System überfordert ist. Das ließe sich, wenn wir nur entschlossen genug sind, wieder ins Gleichgewicht bringen. In diesem Sinn braucht es den Schulterschluss von uns allen.

Menschen, die einen hilfsbedürftigen Nahestehenden pflegen und betreuen, sind Helden. Sie stehen oft rund um die Uhr zur Verfügung. Dabei sehen sie sich selbst lange Zeit gar nicht in der Pflegerolle, weil dieser Einsatz für sie selbstverständlich ist. Sie meistern z.B. bei einer Demenzerkrankung die Schwierigkeiten eines Prozesses, der mit ständigem Auf und Ab und Unsicherheit verbunden ist. Sie haben sich dabei nicht nur auf den Kranken selbst einzustellen, sondern auch auf das Umfeld aus Verwandten, Freunden, Bekannten und Nachbarn, das nicht immer mit Verständnis reagiert. Etwa wenn diese die Notwendigkeit eines Umzugs des Patienten ins Pflegeheim infrage stellen. Darum scheint es vor allem wichtig, auf die Akzeptanz innerhalb der Familie bauen zu können, um die Verantwortung für die Pflege und Betreuung zu stemmen.

Wie lässt sich dieses Verständnis untereinander fördern? Was brauchen Sie als pflegender Angehöriger zusätzlich noch an Unterstützung? Stellen Sie sich Ihren Einsatz wie eine Wanderung vor: Auf den Wegen Ihrer „Pflegereise" ist gute Kondition gefragt, im Rucksack haben Sie verschiedene Utensilien griffbereit. Ab und zu brauchen Sie auch eine Bank zum Ausruhen und eine Labestation zum Energietanken. Vielleicht könnte ein E-Bike über manch lange Anstiege leichter hinweghelfen, nicht ohne jedoch auf die eigene Muskelkraft zu verzichten. Busse, Straßenbahnen, Züge oder Taxis helfen wiederum, die eine oder andere Etappe noch schneller zu bewältigen.

Genauso brauchen Sie während der fordernden Betreuung neben der familiären Unterstützung auch Hilfe von außen: Pflegedienste, stationäre Einrichtungen, Kurzzeiturlaube, Beratungsstellen, Pflegegeld. Und eine psychosoziale Beratung kann die möglicherweise ins Stocken geratene Kommunikation zwischen den Betroffenen wieder aktivieren und in die richtigen Bahnen lenken.

Entscheidend für den Wanderer bzw. Pflege-Reisenden sind Übersichtskarten oder GPS. Eine Orientierungshilfe war für pflegende Angehörige bisher nur schwer zu finden. Mit den PFLEGE-WEGEN bekommen Sie einen Kompass an die Hand, um genau die Unterstützung zu bekommen, die Sie brauchen. Damit finden Sie sich im unübersichtlichen Angebotsdschungel leichter zurecht. Sie bestimmen damit Ihren derzeitigen Standort und können abschätzen, was Sie für den weiteren Weg brauchen.

Das Wesentliche sollte dabei nie aus den Augen verloren werden: Sie als pflegender Angehöriger sind immer der Experte auf Ihrer Pflegereise. Sie kennen die Ausgangsbedingungen, den Patienten und schließlich sich selbst am besten. Sie werden daher – mit der richtigen Unterstützung – in Krisensituationen zu eigenen Lösungen finden. Dabei geht es auch darum, dass Sie stets genügend Kraft für die nächste Etappe schöpfen können.

Daher nehmen wir uns als Autoren bewusst zurück, wenn es um pauschale Ratschläge geht. Stattdessen werden wir Sie mit einer speziellen Methodik vertraut machen. Diese ermöglicht es Ihnen, sich vorübergehend ein Stück aus dem Geschehen herauszunehmen. Sie blicken über den Tellerrand und gelangen auf diese Weise selbst zu jenen Lösungen, die genau in Ihrer Situation hilfreich sind.

Eines vorweg: Die Pflege eines Angehörigen ist ein Lernprozess. Davon mussten auch wir uns durch eigene Erfahrungen überzeugen. Die PFLEGE-WEGE konfrontieren Sie mit Ihrer Vergangenheit, Ihren Fähigkeiten und Grenzen. Sie werden auch die frustrierende, aber wichtige Erfahrung des Scheiterns durchmachen und vielleicht so manches bereuen. Umgekehrt werden Sie alle Facetten von Demut kennenlernen und sich über kleine Erfolge freuen. Feiern Sie das Leben bei jeder Gelegenheit, Sie werden es als Wert und in seiner Tiefe viel bewusster erfahren.

> **ℹ Status quo: Die Zeit ist reif**
>
> Im Jahr 2050 wird die Zahl der Erkrankten in Österreich auf 230.000 angewachsen sein. Für die Betreuung stehen dann voraussichtlich nur noch halb so viele pflegende Angehörige wie derzeit zur Verfügung. Die Gründe: kinderarme Familien, weiter entfernte Wohnorte der erwachsenen Kinder, gesellschaftliche Werte wie Selbstbestimmung.
> Die Politik kündigt mittlerweile Reformen in der Altenpflege an. Pflegende Angehörige plagen meist finanzielle Sorgen, und sie sind großen psychischen und physischen Belastungen ausgesetzt. Appelle von Medien und Experten gegen die Ausgrenzung und Geringschätzung der Betroffenen erzielen kaum Wirkung.
> Unter welchen Bedingungen werden Angehörige auch künftig bereit sein, Hilfe zu leisten? Pflegedienste und Beratungsstellen oder genügend Pflegegeld allein reichen nicht aus, um diese Verantwortung zu stemmen. Es bedarf dringend wirkungsvoller Konzepte, die den Pflegenden sofort und nicht erst in fortgeschrittenen Krankheitsphasen ihrer Schützlinge zugutekommen!

Einleitung

Unsere Bevölkerung altert und die Gesellschaft ist gefordert, schnell auf die wachsende Zahl von Menschen mit Demenz zu reagieren. Dabei dürfen auch die Bedürfnisse der Pflegenden nicht außer Acht gelassen werden. Aufgrund der demografischen Entwicklung wird sich die Zahl der Demenzkranken in den nächsten Jahren also deutlich erhöhen, die Zahl der Pflegenden geht hingegen zurück. Hinzu kommt, dass viele der pflegenden Angehörigen ihren Kinderwunsch erst relativ spät erfüllt haben. Sie sind als sogenannte „Sandwich-Generation" – die Generation der heute 40- bis 60-Jährigen, die zwischen den eigenen Pflichten, der Sorge für die Rentner und der Verantwortung für ihre Kinder stehen – einer Doppel-Pflegebelastung ausgesetzt. In den meisten Fällen handelt es sich bei den pflegenden Angehörigen um Frauen – Ehefrauen, Schwestern, Töchter oder Schwiegertöchter.

Das besondere Krankheitsbild

Die Pflege von Demenzkranken ist anders zu handhaben als die Pflege anderer Patienten. Geschuldet ist dies der komplexen, schwer vorhersehbaren und progressiven Natur der Krankheit. Demenz ist ein schleichender Prozess, der oft erst spät mit einer Diagnose abgesichert wird. Zudem tritt die Krankheit in Schüben auf. Tiefpunkte wechseln sich mit Phasen ab, in denen es dem Patienten wieder besser geht.

Ein Charakteristikum ist, dass viele Demenzkranke nicht immer Einsicht für ihre Krankheit zeigen. Sie fühlen sich zum Beispiel nur „verwirrt" oder „vergesslich". Sie wollen sich nicht eingestehen, an Demenz zu leiden, obwohl es bereits deutliche Anzeichen dafür gibt. Hilfe empfinden sie als Bevormundung und lehnen sie ab. Das Eingeständnis ist auch deshalb schwer, weil Demenz in unserer leistungsorientierten Gesellschaft etwas Stigmatisierendes hat. Sie geht in den Augen der Betroffenen mit dem Verlust von gesellschaftlicher Anerkennung und Würde einher.

Denken Sie auch an sich!

Pflegende Angehörige von Demenzkranken erreichen aufgrund der besonderen Pflege-Umstände ein hohes Stressniveau. Viele haben auch mit Depressionen zu kämpfen. Folglich sind die Bedürfnisse der Pflegenden, was ihre praktische und emotionale Unterstützung im Alltag betrifft, besonders hoch. Viele Pflegende sind neben ihren Betreuungsaufgaben meist auch noch mit beruflichen Herausforderungen konfrontiert. Dazu kommen jede Menge organisatorische und administrative Angelegenheiten. Alles in allem bleibt sehr wenig Zeit, auf die eigene Gesundheit und das eigene Wohlbefinden zu achten.

Wenig Wertschätzung

Seit mehr als zwanzig Jahren beschäftigt sich die Forschung intensiv mit der Thematik der pflegenden Angehörigen. Die Ergebnisse zeigen unzweifelhaft, dass es sich bei der Pflege um eine äußerst herausfordernde Lebensphase handelt. Sie wird häufig begleitet von Gefühlen der Isolation, Erschöpfung und Hilflosigkeit, ganz abgesehen von den praktischen, finanziellen und rechtlichen Fragen, die rund um die Pflege entstehen. Gleichzeitig sind auch die Wertschätzung und soziale Anerkennung, die für pflegende Angehörige so wichtig wären, sehr schwach ausgeprägt.

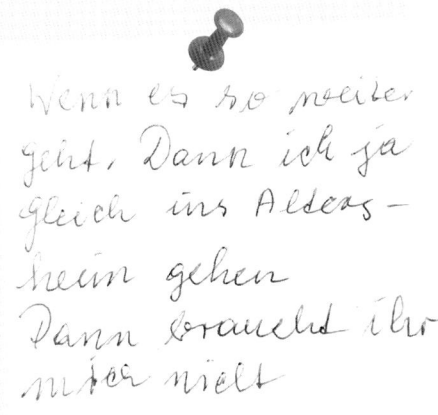

Wenn es so weiter geht, dann ich ja gleich ins Altersheim gehen. Dann braucht ihr mich nicht

Die folgenden Notizzettelchen in den Randspalten geben Einblick in die Gefühlswelt einer Demenzpatientin. Sie zeigen auf authentische Weise, welche Fragestellungen Betroffene im Alltag leiten, wie sie ihren Zustand und ihre persönliche Situation reflektieren, wie sehr sie sich auch in manche Themen „verbeißen" und welche Konflikte daraus entstehen können.

So drängt sich die Frage auf: Unter welchen individuellen, sozialen und finanziellen Bedingungen werden Angehörige auch künftig bereit sein, Familienmitgliedern im Pflegefall verlässlich Beistand zu leisten?

Der Weg zur individuellen Strategie

Pflegende Angehörige sind oft überfordert und selbst auf Hilfe angewiesen, sie bedürfen professioneller psychologischer und psychosozialer Unterstützung, wie sie zum Beispiel Interventionen wie die systemische Beratung zu bieten haben. Das Problem ist jedoch, dass nur wenige Betroffene den Weg in eine Beratungsstelle finden. Nicht zeitliche oder räumliche Gründe sind dafür ausschlaggebend. Zum einen liegt das meist an Scham – Demenz ist ein gesellschaftliches Tabu –, zum anderen am Glauben, man werde die Pflege-Verantwortung schon irgendwie allein tragen können. Nicht zuletzt sind vielen Betroffenen die Beratungskosten zu hoch, oder sie wissen über das Angebot schlichtweg nicht Bescheid.

Hier setzt unser Kompass für pflegende Angehörige und Personenbetreuer, die PFLEGE-WEGE, an. Dieses unterstützende und integrative Modell spiegelt die Pflege-Wirklichkeit vereinfacht, übersichtlich und klar verständlich wider. Unser Buch liefert ganz bewusst keine einfachen, pauschalen Antworten und Regeln, es stellt vielmehr die Ressourcen für die psychische Gesundheit der pflegenden Angehörigen in den Mittelpunkt. Damit diese für sich selbst eine individuelle Strategie zur Bewältigung ihrer zahlreichen Aufgaben und Herausforderungen entwickeln können. Dadurch lernen sie, auf ihre Gefühle und Bedürfnisse zu achten und sich regelmäßig anderen mitzuteilen.

Dieses Tool der PFLEGE-WEGE soll für pflegende Angehörige von Demenzpatienten eine wertvolle Informationsquelle und Orientierungshilfe im Betreuungsprozess darstellen. Es richtet sich aber auch an Fachkräfte in der Pflege und in der psychosozialen Beratung. Das Ziel ist, gemeinsam – und mit Unterstützung unserer Methode – zunächst eine Analyse und Klärung der Ist-Situation vorzunehmen und sodann gute Lösungswege sowie „Verbündete" zu finden.

Die Aufgaben pflegender Angehöriger

Pflegende Angehörige sind angesichts ihrer Belastungen auch als Mitleidende und Mitbetroffene zu sehen. Demenz wird deswegen auch als „Angehörigenkrankheit" bezeichnet. In Österreich werden etwa 80 Prozent der pflege- und betreuungsbedürftigen Menschen im häuslichen Umfeld versorgt. Davon werden 51 Prozent ausschließlich von Angehörigen und 26 Prozent von mobilen Diensten betreut, meist unter Beteiligung von Angehörigen; ihr Durchschnittsalter beträgt 61 Jahre.

Die Obsorge für einen demenzkranken Menschen umfasst weit mehr als nur die Pflege an sich. Es geht unter anderem darum, Informationen zu sozialen und rechtlichen Themen einzuholen, um psychische Unterstützung, Begleitung zu Arzt- und Therapieterminen, um die Koordination der Behandlung und Betreuung, Beantragung des Pflegegelds, Bankbesuche, Einkäufe, um das Pflegen von Ritualen und die Organisation eines eventuellen Umzugs in eine stationäre Einrichtung.

Das Spektrum derer, die wir hier im Buch als pflegende Angehörige ansprechen, ist bewusst weit gefasst. Denn die Anforderungen und Tätigkeiten werden im Zuge der

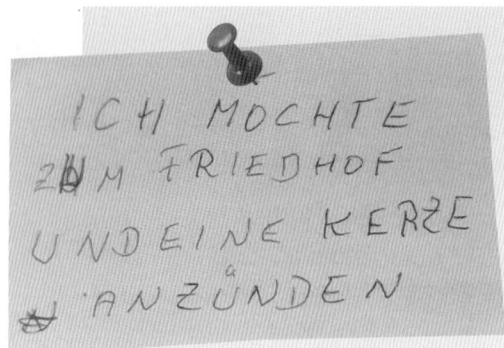

ICH MÖCHTE ZUM FRIEDHOF UND EINE KERZE ANZÜNDEN

PFLEGE-WEGE auch variieren. So zählen Menschen dazu, die sich um ihren Schützling rund um die Uhr in dessen Zuhause kümmern, aber auch Menschen, die zunächst fallweise eine Betreuung übernehmen und etwa für gewisse Aufgaben im Haushalt zu Besuch kommen. Ebenso Angehörige, die eine 24-Stunden-Pflege oder stationäre Heimunterbringung organisieren, Freizeitaktivitäten gemeinsam gestalten und andere administrative Tätigkeiten für den Demenzkranken erledigen.

Die Pflege ist weiblich

Die größte Gruppe unter den Pflegenden stellen nach wie vor die Töchter, dann folgen die Ehefrauen bzw. Lebenspartnerinnen und die Schwiegertöchter. Es zeigt sich also, dass die Pflege auch im 21. Jahrhundert ein weibliches Phänomen ist. Frauen werden seit jeher Eigenschaften wie Fürsorglichkeit und Herzenswärme zugesprochen. Viele entscheiden sich aus persönlichen Gründen, wie einem hohen Verantwortungs- und Zugehörigkeitsgefühl, für die Pflege. Ein Grund dürfte aber auch in der Stellung der Frau in der Gesellschaft zu sehen sein. Frauen hinken in vielen Bereichen hinterher, was die Gleichstellung betrifft. Für sie scheint es „leichter" zu sein als für einen Mann, beruflich zurückzustecken oder gar die Karriere zu opfern. Da passt es nur, dass die Pflegetätigkeit auch mit wenig Wertschätzung verbunden ist.

In der Demografiefalle

Allgemein und unabhängig vom Geschlecht kommen als pflegende Personen meist Menschen infrage, die zum Umfeld des Patienten gehören, wie Lebenspartner, erwachsene Kinder, Freunde, Nachbarn und andere Bezugspersonen. Fakt ist, dass das Alter der betreuenden Angehörigen zunimmt. Hochbetagte Menschen mit Pflegebedarf haben meist selbst bereits alternde Kinder um die 50 oder 60 Jahre, die für ihre Pflege verantwortlich sind. Mehr als die Hälfte der pflegenden Angehörigen ist selbst schon in Pension. Abgesehen davon zeigt die demografische Entwicklung klar, dass es in Zukunft nicht nur mehr Pflegebedürftige geben wird, sondern auch immer weniger Angehörige, die sich um sie kümmern können. Die Geburtenzahlen sind rückgängig, und viele Paare haben gar keinen Kinderwunsch, oder dieser kommt erst spät auf.

Außergewöhnliche Belastung

Mehr als zwei Drittel der Angehörigen fühlen sich laut eines Berichts des österreichischen Sozialministeriums aus dem Jahr 2018 (siehe weiterführende Literatur) in ihrer Betreuungssituation ab und zu bis fast immer überlastet. Neben psychischen, finanziellen und zeitlichen Belastungen treten auch körperliche Beschwerden auf. Wie intensiv Angehörige diese wahrnehmen, hängt davon ab, wie sehr sie in der Betreuung unterstützt und anerkannt werden. Klarerweise spielt auch die Beziehung zur betreuten Person eine wichtige Rolle.

Mutmacher-Info

Wir schaffen das!
Die meisten pflegenden Angehörigen sind hoch motiviert – sie wollen die Pflege optimal abwickeln und bewältigen. Nur die Minderheit erlebt die Beziehung zum Pflegebedürftigen als ausschließlich negativ. Die Mehrheit sieht sie als einen Gewinn. Pflegende Angehörige spüren weniger Belastung, wenn sie die Betreuungssituation als gemeinsames Tun und Handeln empfinden.

> **PFLEGE-WEGE: Wofür sind sie da?**
>
> Dieser Leitfaden behandelt Themen, die Sie als pflegende Angehörige betreffen:
> - Er versorgt Sie mit allen wichtigen Informationen und Unterstützungsangeboten (siehe letzte Doppelseite).
> - Er führt Ihnen vor Augen, dass das, was Sie durchmachen, normal ist und auch andere auf einem ähnlichen Weg sind.
> - Mit den PFLEGE-WEGEN erfassen Sie das gesamte Bild des Prozesses. Durchwandern Sie von Anfang bis Ende die 7 Phasen der PFLEGE-WEGE.
> - Sie können aber auch gleich in die Phase einsteigen, in der Sie sich gerade befinden.
> - Wenn die Diagnose schon feststeht oder Sie sich in Ihrer Pflegerolle gefestigt haben, können Sie die hinter Ihnen liegenden Abschnitte überspringen.

Das Konzept der PFLEGE-WEGE

Seelische Verbundenheit und Liebe – das sind die Kräfte, die die meisten pflegenden Angehörigen bei der Betreuung eines erkrankten Familienmitglieds antreiben. Für uns ist es selbstverständlich, sich um die betagten Eltern oder den langjährigen Ehepartner zu kümmern. Mitunter kann diese Sorgeverantwortung aber auch zu einem Zuviel an Einsatz und somit zu Erschöpfung oder gesundheitlichen Problemen führen. Ebenso kommt es vor, dass die eigenen Bedürfnisse vernachlässigt werden.

Um den langen, herausfordernden Weg der Pflege zu meistern, benötigen wir das richtige Rüstzeug. Auch Hilfe von außen ist unentbehrlich – Beratungsstellen, mobile Pflegedienste, Kurzzeitpflege, 24-Stunden-Betreuung, Austausch mit Freunden, Bekannten und Nachbarn. Viele Pflegende fühlen sich trotz einer Vielzahl an Informationen und Unterstützungsangeboten unverstanden und alleingelassen. Es fehlt ein Kompass zur Orientierung im Pflegeprozess.

„Den" Pflegeweg gibt es nicht!

Die Idee der „PFLEGE-WEGE" baut das Bild einer gemeinsamen Reise auf, die wir als Angehörige mit unseren Schützlingen unternehmen. Während der einzelnen Phasen ihrer Krankheit unterstützen, betreuen und pflegen wir sie nach besten Kräften. Die Schwierigkeit liegt darin, dass wir auf dieser Reise keine gewohnten Pfade betreten, sondern für uns vieles noch Neuland ist, und die Entwicklung verläuft bei jedem anders. Welche Wege wir gehen, hängt vom Verlauf der Erkrankung und der Situation des zu pflegenden

Angehörigen ab, aber auch von unserer eigenen Lebenssituation. Wir alle haben unsere persönlichen Erfahrungen, Stärken und Schwächen und verfügen über unterschiedliche Fähigkeiten. Wir sind in verschiedenen Netzwerken innerhalb der Familie, des Freundeskreises und von Bekanntschaften eingebettet.

Vergleichbare Etappen

Lebenssituationen sind oft nicht miteinander vergleichbar und ergeben nicht sofort ein stimmiges Bild der bevorstehenden Reise. Daher suchen wir in diesem „Chaos" nach vertrauten Mustern, mit deren Hilfe wir uns auf dem weiteren Weg orientieren können. Genau das hat unser Autorenteam gemacht. Wir haben eine Reihe internationaler Studien und methodische Ansätze als Ausgangspunkt genommen, um Gemeinsamkeiten bei den einzelnen Wegen der Betroffenen zu finden. Als nächsten Schritt haben wir versucht, die wichtigsten Etappen zu beschreiben, und zu erklären, was uns dort erwartet, wie wir eventuell darauf reagieren und wer uns entlang der jeweiligen Etappe unterstützen könnte.

Bei der Entwicklung unseres Modells der PFLEGE-WEGE sind wir in die Fußstapfen der Pflege- und Sorgeverantwortlichen getreten. Wir haben versucht, ganz bewusst nicht in die eigene Expertenrolle zu schlüpfen, sondern alles mit den Augen der pflegenden Angehörigen zu betrachten. Dieser „Kunstgriff" hat uns zu zahlreichen Interviews mit Angehörigen verholfen. Darüber hinaus haben wir auch unsere eigenen Erfahrungen mit dementen Angehörigen in unseren Familien gesammelt.

PFLEGE-WEGE: Die Vorteile

Sie erhalten einen Überblick über:
- den möglichen Verlauf der Pflege
- eigene Ressourcen und Freiräume
- Unterstützungsangebote
- Orientierung, an welchem Punkt man sich im Pflegeprozess befindet
- Einschätzung, was die Pflege für das eigene Leben bedeutet
- Mit den „PFLEGE-WEGEN" lässt sich eine Checkliste erstellen mit folgender Ausgangsfrage: „Was brauche ich noch?" (z. B. externe Hilfen wie Kurzzeitpflege, mobile Pflege, Selbsthilfegruppe, Fortbildung, Erholung, finanzielle Unterstützung, psychologische Beratung, Rechtsberatung)

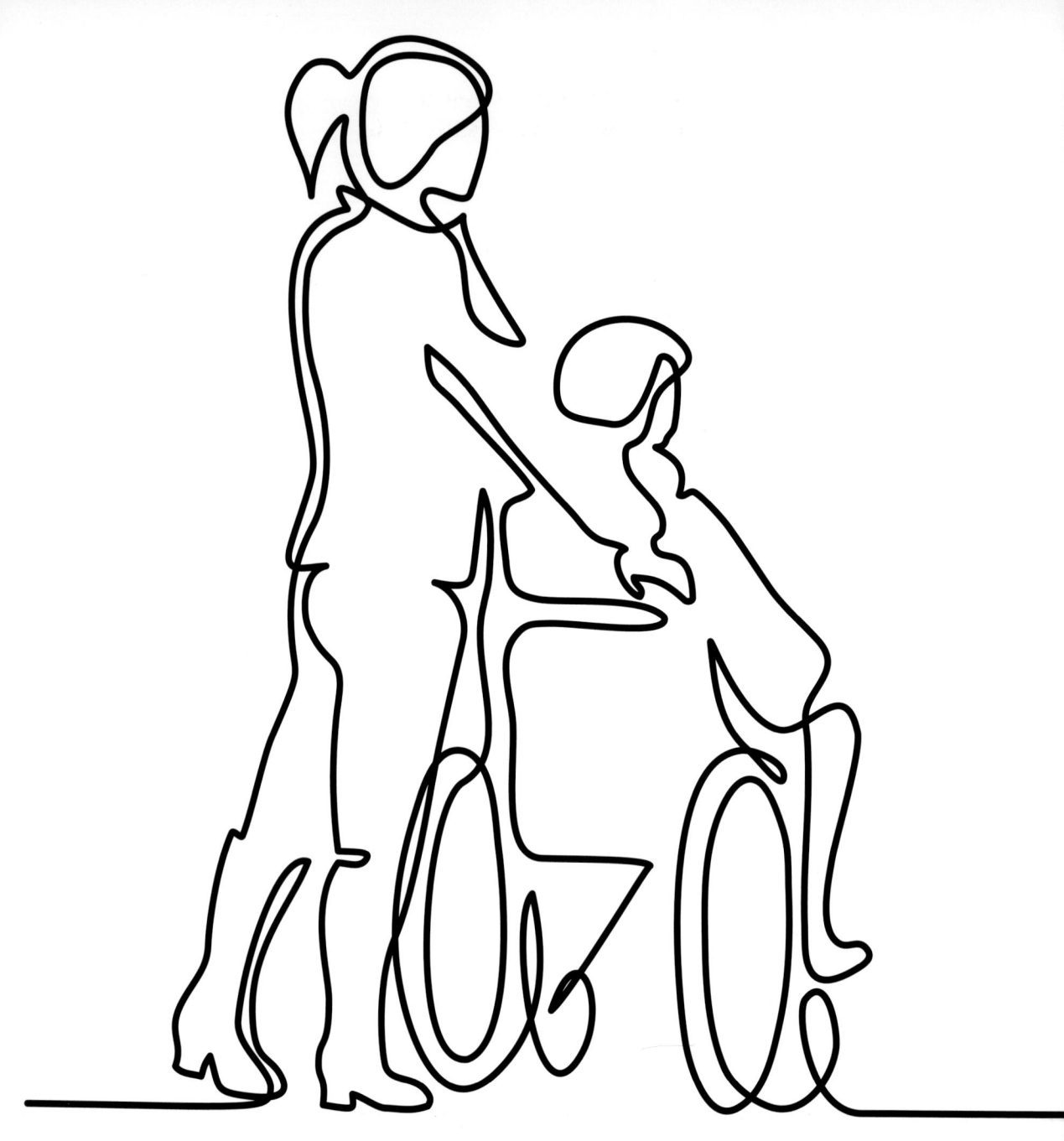

1 bis 7: Die einzelnen Phasen
Der Überblick über die PFLEGE-WEGE

Eine Reise ins Ungewisse

Es gibt grundsätzlich sieben verschiedene Etappen bzw. Phasen in der Betreuung eines an Demenz erkrankten Menschen. Dabei kann es je nach Verlauf mitunter Überschneidungen oder ähnliche Aspekte und Herausforderungen geben.

Zumeist beginnt der Weg mit einem Verdacht bzw. der Ahnung, dass mit dem Angehörigen etwas nicht stimmt. Seine Persönlichkeit entspricht nicht mehr dem, womit wir vertraut waren. Das Verhalten und die Stimmung haben sich verändert, was sich auch auf unsere Beziehung auswirkt. Spätere, einschneidende Ereignisse auf dem Weg, wie die Übersiedlung des Angehörigen in eine Pflegeeinrichtung, lassen beim Pflegenden oft das Gefühl des Versagens hochkommen. Ein Ende haben die PFLEGE-WEGE dann, wenn wir wieder in ein Leben ohne die ständige Betreuung des Angehörigen zurückfinden und vielleicht auch dessen Verlust betrauert und überwunden haben.

Starten Sie mit einer Perspektive!

Unabhängig davon, in welcher Etappe Sie sich gerade befinden: Es ist unser Anliegen, Ihnen möglichst viele Informationen und Unterstützung zu bieten: Wie können Sie sich von den Mühen des Alltags als pflegender Angehöriger entlasten? Wie reagieren Sie auf Veränderungen am besten und orientieren sich bestmöglich? Wo erhalten Sie Rat über Finanzen und Recht? Welche Perspektiven gibt es für Sie generell auf dem weiteren Weg?

Die folgenden 7 Phasen der PFLEGE-WEGE sollen es Ihnen ermöglichen, Klarheit über den Verlauf eines Pflegeprozesses zu erlangen. Sie entwickeln ein Bewusstsein für Ihre Rolle und stellen fest, in welchem Stadium Sie sich mit Ihrer Aufgabe befinden. Viele pflegende Angehörige können den Zeitpunkt, an dem sie diese Rolle übernehmen, erst im Nachhinein festmachen. Sie erleben den Übergang als fließend, und auch die Entwicklung eines entsprechenden Bewusstseins als pflegender Angehöriger wird oft als längerer Prozess wahrgenommen – insbesondere dann, wenn auch der Krankheitsverlauf schleichend ist und sich die Pflegebedürftigkeit des Angehörigen erst langsam entwickelt.

Wahrnehmungsunterschiede

Oft ist sich die Familie nicht einig in der Beurteilung der Situation: Aus den verschiedenen Perspektiven der Angehörigen gibt es unterschiedliche

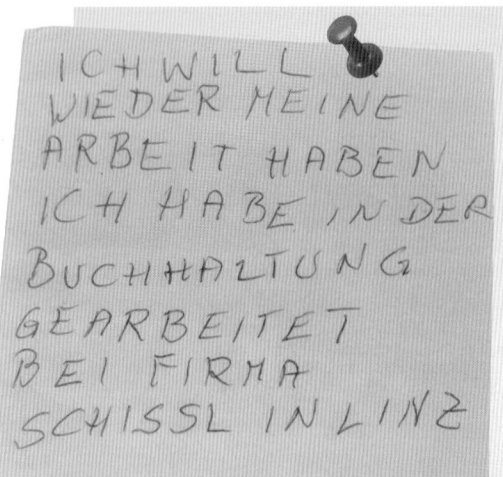

Einschätzungen der Pflegebedürftigkeit. Dies allein kann bereits zu Verunsicherung und ersten psychischen Belastungen führen. Die zusätzliche physische Belastung hingegen wird zu Beginn kaum wahrgenommen. Die pflegenden Angehörigen sehen sich noch nicht in der Rolle einer pflegenden Person, sie betrachten beispielsweise die Übernahme von Haushaltstätigkeiten oft als Selbstverständlichkeit. Man tut jemandem, dem man nahesteht, ganz einfach einen Gefallen und denkt nicht lange darüber nach. Dies beruht auf unserem Verantwortungsgefühl, und dadurch werden Pflegeleistungen auch tendenziell unterschätzt.

Das Bewusstsein als Schlüssel

Die Erlangung eines Bewusstseins für Ihre Rolle als pflegender Angehöriger ist eine unbedingte Voraussetzung, damit die Dinge ins Rollen kommen. Ihnen sollte klar sein, dass das, was Sie tun und leisten, nicht bloß Teil einer Beziehung ist. Es ist vor allem eine anspruchsvolle Tätigkeit. Diese Bedeutung vor Augen soll sie anspornen, den Gesundheitszustand des Angehörigen möglichst rasch abzuklären und auch jene Unterstützung aus Ihrem Netzwerk einzuholen, die Sie brauchen. Es geht nicht nur darum, was sicher zu erwarten ist, sondern was Sie von Ihrem Umfeld erwarten können bzw. was Sie einfordern sollten.

Die Anzeichen von Demenz

1. **Erinnerungslücken** und Wiederholungen: Das Vergessen nahe zurückliegender Erlebnisse ist an der Tagesordnung, weil das Speichern neuer Informationen immer schwerer fällt.
2. **Probleme** bei gewohnten Abläufen: Untypische Störungen zeigen sich bei Alltagshandlungen wie Kochen, Anziehen oder Hygienemaßnahmen. Dabei kann es sein, dass Demenzpatienten die Reihenfolge durcheinanderbringen oder Arbeitsschritte auslassen.
3. **Sprachstörungen:** Ein Wort liegt auf der Zunge. Es will aber nicht heraus. So ergeht es nicht nur Demenzkranken. Nur, dass diesen zunehmend einfachste Wörter nicht mehr einfallen, sie unpassende Füllwörter verwenden und die Sätze immer kürzer werden.
4. **Orientierungslosigkeit:** Sie tritt zunächst an unbekannten Orten auf: Der Betroffene verläuft sich oder findet nicht mehr nach Hause. Später passiert dies auch an vormals bekannten Plätzen, die nun fremd erscheinen.
5. **Zeitliche Verwirrung:** Der Verlust des abstrakten Denkens führt dazu, dass das Zeitgefühl verloren geht und Tageszeiten nicht mehr richtig erkannt

„Ist das noch normal?" Phase 1: Verdacht

Der Pflegeweg eines Angehörigen lässt sich nicht so einfach nachvollziehen wie zum Beispiel eine Wanderroute. Bei dieser gibt es einen fixen Ausgangspunkt und ein bestimmtes Ziel. Den Pflegeweg treten wir in der Regel nicht bewusst oder vorsätzlich an. Nein, wir schlittern viel eher in die Situation eines pflegenden Angehörigen. Der an Demenz erkrankte Partner oder Elternteil macht einen schleichenden Prozess durch. Man ahnt etwas oder hat einen leisen Verdacht, kann dies aber anfangs nicht richtig in Worte fassen.

Was ist schon normal?

Wir merken, dass irgendetwas nicht so ist wie früher. Im Umgang mit dem Angehörigen gibt es Missverständnisse, Aussetzer und Verwechslungen. Wir können diese Abweichungen aber noch keiner bestimmten Diagnose zuordnen. Sie treten nicht laufend, sondern scheinbar zufällig auf, wobei sich diese Zufälle langsam häufen. Noch ist aber kein „Muster" zu erkennen. Die Frage, ob das Verhalten des Angehörigen normal ist, ist allein schon deshalb schwer zu beantworten. Warum? Weil auch das, was wir als „normal" bezeichnen, immer eine Frage des Standpunkts ist. Das vermeintlich Normale ist das, was wir an Vorstellungen auf andere übertragen. Und das wiederum ist abhängig von unseren Werten, Einstellungen und Erfahrungen. Das Normale ist ein Schema, das sich in unserem Werdegang entwickelt hat, und als solches immer relativ.

Dieses Erfahrungswissen lässt uns das Verhalten anderer dementsprechend beurteilen: „Mein Vater hat seine Umge-

bung schon immer mit denselben Witzen und Wortspielen unterhalten wollen. Aber er hat eigentlich sich selbst damit belustigt, weil wir die Pointen ja schon längst kannten."
„Meine Mutter konnte ohnehin nie Witze erzählen, weil sie sich damals schon die Pointen nicht merken konnte. Das wirklich Lustige daran war, dass sie beim Erzählen dann improvisieren musste." „Der Opa war sein Lebtag wie ein zerstreuter Professor. Auch seine Kriegsgeschichten aus der Kindheit haben ihn schon immer beschäftigt."

Das Wort „Demenz" wird tunlichst vermieden

Beobachtungen wie Aussetzer oder Vergesslichkeit lassen nicht gleich die Alarmglocken läuten. Wenn der Opa die Namen der Enkelkinder beim Besuch vertauscht, wer denkt denn dabei gleich an das Schlimmste? Viel eher versuchen wir die „Eigenheiten" damit zu erklären, dass sie eben nicht der Beginn eines neuen Musters sind. Sie sind vielmehr der wesentliche Bestandteil einer über die Jahrzehnte gewachsenen Persönlichkeit. Etwas drastischer formuliert: Je mehr die Vergesslichkeit zunimmt, desto mehr tendieren wir als Beobachter dazu, zu verdrängen. Wir wollen das, was sich vor unseren Augen ankündigt, nicht unbedingt wahrhaben. Wir wollen es lieber bei der Ahnung belassen. Die Situation tut ja niemandem wirklich weh, und die Probleme lassen sich durchaus – noch – meistern. Natürlich wollen wir gegenüber dem Angehörigen auch nicht den Begriff „Demenz" offen aussprechen und ihn damit vor den Kopf stoßen.

Das Errichten der Fassade

Häufig hindern uns weitere Gegebenheiten daran, dies zu tun: So sind die Ehepartner der betroffenen Angehörigen werden. Termine werden verwechselt oder verpasst.

6. Beeinträchtigung der Urteilsfähigkeit: Die ersten sichtbaren Probleme tauchen bei komplexen Abwicklungen wie Bankgeschäften auf. Auch vermeintlich einfache Aktionen, wie die Wahl der zum Wetter passenden Bekleidung, werden nicht mehr bewältigt.

7. Verlorene und falsch abgelegte Gegenstände: Spätestens, wenn Sie die dritte Bankomatkarte bestellen müssen, sollten die Alarmglocken läuten. Ebenso bei der Halskette im Backrohr oder der Zahnprothese im Kühlschrank.

8. Stimmungsschwankungen: Demenzpatienten neigen zu unvorhersehbaren Stimmungen, die häufig wechseln. Dazu kommt eine ungewohnte Unruhe am Tag und in der Nacht.

9. Verhaltensänderungen: Die Betroffenen fühlen sich unwohl, unsicher und reagieren mit Verhaltensmustern, die gegensätzlich zu den bisherigen sind.

10. Lustlosigkeit und freudloses Verhalten: Demenzkranke verlieren häufig das Interesse an ihren Hobbys und erscheinen freudlos bei jeglicher Art von Tätigkeit. Oft wird dies als „depressive Verstimmung" verharmlost.

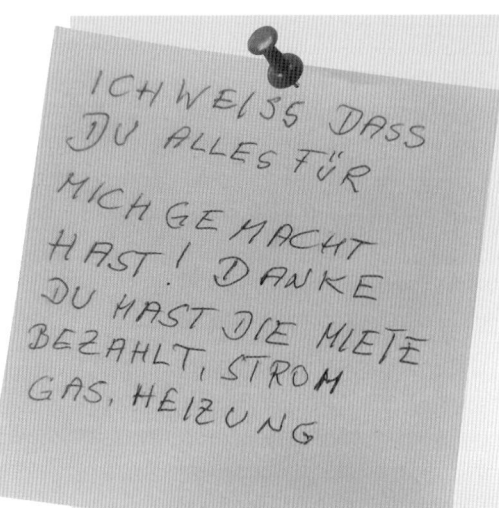

meist sehr geschickt darin, das Demenz-Problem zu kaschieren und sich schützend in die erste Reihe zu stellen. Sie übernehmen still und leise immer mehr Aufgaben, die der Partner zuvor noch erledigt hat, und bauen gegenüber ihren Kindern und Enkelkindern eine Fassade auf. Die erkrankte Person wandert sozusagen immer mehr in den Hintergrund, aber das gebe sich schon wieder, heißt es, sie sei halt gerade etwas verwirrt. Oder sie fühle sich nicht so wohl und man müsse schon verstehen, dass sich mit dem Alter auch die Interessen verändern und die Kräfte nachlassen.

Ablehnende Reaktionen

Erschwerend ist in vielen Fällen, dass die Demenzkranken selbst Strategien entwickeln, um die Veränderungen an sich zu überspielen und zu verharmlosen. Zwar klagen sie zum Teil über Leistungseinschränkungen, schieben diese aber auf ihr fortgeschrittenes Alter. Nur wenige denken in dieser Phase an eine „echte Krankheit". Spricht man die Auffälligkeiten ihnen gegenüber offen an, kann es sein, dass sie ablehnend und aggressiv reagieren. Umgekehrt sind die Betroffenen in gewissen Momenten auch weinerlich und räumen ein, dass sie nicht wissen, was mit ihnen los sei. Viele sind ob ihrer Veränderungen derart verunsichert, dass sie sich aus ihrem Freundes- und Bekanntenkreis zurückziehen. Ihre Lust und das Interesse an gemeinsamen Aktivitäten und Hobbys gehen verloren.

Veränderte Rollen

Mit fortschreitender Erkrankung reduzieren sich nicht nur die sozialen Kontakte. Die Beziehungen verändern sich gleichzeitig auch qualitativ. Das heißt, dass Personen aus dem Umfeld sich nicht nur zurückziehen, sondern dass auch die verbliebenen Verwandten, Freunde und Bekannten nun durchaus eine veränderte Rolle im Leben eines Demenzkranken spielen, sie treten ihm anders gegenüber. Die Rolle all jener, die später die betreuende oder pflegende Funktion übernehmen, kristallisiert sich nun langsam heraus.

Das Belastungsprofil

Für Sie als Angehörigen sind die Belastungen während dieser Phase noch überschaubar. Gesundheitlich ruft die erste Phase für Sie keine Beschwerden hervor und auch soziale Belastungen sind kaum spürbar. Sie können meist noch Ihr bisheriges Leben ohne viele Einschränkungen führen, sich um Ihre Arbeit, Familie und Ihren Freundeskreis kümmern. Zeitlich hingegen erfordert manche Hilfestellung im Haushalt des Angehörigen oder bei Behördengängen vielleicht schon einen Mehraufwand.

Einigermaßen gefordert sind Sie als Angehöriger allerdings durch die beginnende emotionale Belastung, durch die wachsende Unsicherheit und die Vorstellung, dass eine Demenzerkrankung mit dem Gefühl der Ohnmacht einhergeht.

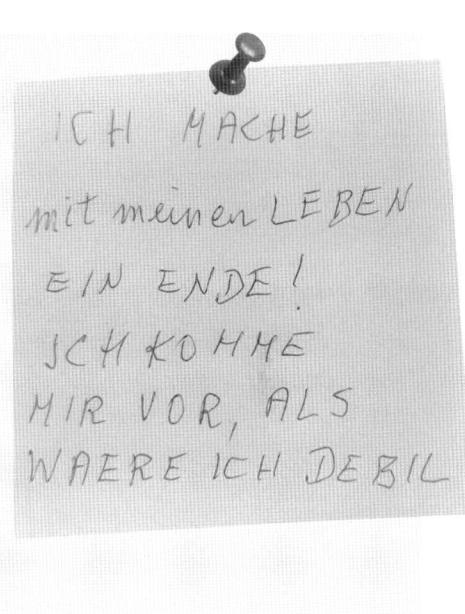

> **ⓘ Wie sich die Pflegerolle entwickelt**
>
> In der Frühphase des Pflegeweges nimmt man seine Rolle als pflegender Angehöriger kaum war, die Unterstützung für den nahen Verwandten ist selbstverständlich.
>
> Mit fortschreitendem Krankheitsbild entstehen Gefühle von Verlust, Angst, Frustration, Verzweiflung und Trauer.
>
> Mit wachsender Verantwortung werden Einschränkungen vermehrt bewusst. Diese können auch die eigene Lebensplanung auf den Kopf stellen.
>
> Stark belastende Situationen führen zur Erkenntnis, nur mit tauglichen Bewältigungsstrategien und dem Annehmen von Unterstützungsangeboten den Pflegeweg erfolgreich beschreiten zu können.
>
> Nach Beendigung der Pflegerolle spürt man zwar Erleichterung. Allerdings wirkt die lange und enge Verbundenheit zum Schützling noch nach. Auch in dieser Phase kann psychologische Begleitung entlasten.

„Merken es die anderen schon?"
Phase 2: Bekräftigung

Während der ersten Phase neigen wir dazu, die beginnende Krankheit des Angehörigen zu verharmlosen oder gar zu verdrängen. Dies gilt umso mehr, wenn wir dem Patienten sehr nahestehen, ihn oft sehen und viel Zeit mit ihm verbringen. Wir gewöhnen uns langsam an gewisse Eigenheiten und an das Schrullige und nehmen den Veränderungsprozess als etwas sich Fortsetzendes, Schleichendes wahr. Jene, die nur sporadisch zu Besuch kommen, bemerken die Veränderungen deutlicher und erkennen die Krankheitsschübe.

Distanzierte Betrachtung fällt schwer

Besonders bei längeren Partnerschaften hat sich meist eine symbiotische Beziehung entwickelt, bei der sich die Partner gegenseitig ergänzen und als eingespieltes Team auftreten. Die Aufgaben sind entsprechend den Vorlieben und Fähigkeiten verteilt. Erkrankt ein Partner an Demenz, übernimmt der andere sukzessive neue Aufgaben, um die Lücke zu schließen und die enge emotionale Verbindung aufrechtzuerhalten.

Diese Routine innerhalb einer Beziehung macht zu einem gewissen Grad auch „betriebsblind": Man ist so sehr Teil dieses Systems, dass man nicht einfach aus dem gewohnten Alltag ausbrechen und die Situation mit Distanz betrachten kann. Selbst dann, wenn man ziemlich sicher ist, dass der Partner an Demenz leidet, wird nicht sofort nach Unterstützung gesucht. Das lieb gewonnene Gefüge könnte nämlich sonst zerbrechen und die Nähe und Vertrautheit zum Partner verloren gehen.

Oft sind es Außenstehende, die als Erste den Verdacht auf Demenz offen aussprechen. Sie geben auch den Anstoß dazu, aktiv zu werden und beispielsweise einen Arzt zu konsultieren. Die Enkelin, die zu Weihnachten zu Besuch kommt; der frühere Arbeitskollege, der sich alle paar Jahre sehen lässt; der handwerklich versierte Schwager, der sich angeboten hat, beim Ausmalen zu helfen – all das sind potenzielle „Gefährder", die den Betroffenen oft reinen Wein einschenken. Sie erkennen meist schnell die Veränderung, die seit dem letzten Zusammentreffen stattgefunden hat. Warum sollten sie die Dinge beschönigen? Zumal sie sich vermutlich auch Sorgen um den Verwandten oder Freund machen und ihnen dessen Wohl am Herzen liegt.

Im Sog der Veränderung

Jene, auf die die Pflegerolle zukommt, machen sich langsam damit vertraut. Mehr noch, sie beginnen Informationen über die Krankheit zu sammeln, sich in ihrem Umfeld umzuhören, Bücher zu lesen und im Internet zu recherchieren. Mit wachsender Unsicherheit steigt auch der Informationsbedarf. Sobald in der Familie offen über die Krankheit gesprochen wird, kommt es zur ersten Neuverteilung von Aufgaben. Die möglichen Rollen rund um die Pflege kristallisieren sich im Familiensystem langsam heraus.

In dieser zweiten Phase erleben wir den zu pflegenden Angehörigen zunehmend verwirrt oder gar verzweifelt. Er sieht sich vermehrt mit Einschränkungen konfrontiert und benötigt Unterstützung. Als Pflegende erkennen wir, dass der Umfang dieser Betreuung wohl noch steigen wird. Wir sind zudem emotional belastet, weil wir Probleme in der eigenen Familie und eventuell am Arbeitsplatz befürchten. Mitunter

> **Die besondere Rolle der Frauen**
>
> Bislang werden Eigenschaften wie Fürsorglichkeit, Empathie und Aufopferung vorwiegend den Frauen zugeschrieben, weshalb überwiegend Töchter, Ehefrauen, Lebenspartnerinnen oder Schwiegertöchter als pflegende Angehörige im Einsatz sind. Internationale Studien brachten in diesem Zusammenhang Folgendes an den Tag:
>
> - Frauen tragen weltweit zu 71 Prozent zur informellen Pflege bei (Alzheimer's Disease International and Karolinska Institutet in Stockholm).
>
> - Zu 60 bis 70 Prozent sind es Frauen, die die Pflege eines Demenzkranken übernehmen (Women and Dementia: A Marginalised Majority by Alzheimer's Research UK).
>
> - Bei Frauen ist die Wahrscheinlichkeit 2,3 Mal höher, dass sie die Pflege eines an Demenz erkrankten Angehörigen übernehmen (Women and Dementia: A Marginalised Majority by Alzheimer's Research UK).

machen sich Ärger, Wut und auch Trauer breit. Wir fühlen, dass uns langsam der Boden unter den Füßen weggezogen wird. Umso wichtiger ist es, bereits in dieser Phase Hilfe anzunehmen, um wieder an Boden zu gewinnen und den persönlichen Pflegeweg selbst bestimmen zu können.

Die Stigmatisierung

Unterstützung ist auch deshalb dringend nötig, weil sowohl die Demenzkranken als auch ihre Angehörigen unter den gesellschaftlichen Vorurteilen gegenüber der Krankheit leiden. Klischees und Mythen bestimmen immer noch das Bild der Demenz. Aufklärung tut dringend not und wohl. Wer kennt das nicht: Bei verschiedenen Gelegenheiten fällt der Begriff „Demenz" spaßeshalber, aber oft auch in einer Weise, die bewusst als Beleidigung des Gegenübers gemeint ist, ähnlich wie das genauso „politisch unkorrekte", diskriminierende Schimpfwort „Spast(i)".

Die Alzheimer's Disease International (ADI), die internationale Dachorganisation von hundert nationalen Alzheimer-Gesellschaften, befragte 2019 insgesamt 70.000 Menschen aus 155 Ländern (siehe weiterführende Literatur). Dabei stellte sich heraus, dass zwei von drei Menschen glauben, dass Demenz ein normaler Teil des Alterns sei. Erstaunlicherweise teilen selbst 62 Prozent der befragten Ärzte diese Sicht. Eine von fünf Personen macht das Schicksal für eine Erkrankung an Demenz verantwortlich, fast 10 Prozent betrachten Demenz als Gottes Wille und zwei Prozent bringen sie sogar mit Zauberei in Verbindung.

Solche Mythen und fälschlichen Ansichten bedingen das Stigma bzw. schlechte Image, mit dem die Demenzkranken zu kämpfen haben. Doch der Verlust an Würde und Reputation betrifft nicht bloß den Erkrankten selbst, sondern auch die Familienangehörigen, für die der Betroffene immer Teil ihres sozialen Netzwerks war.

Das Damoklesschwert der Demenz

Speziell die Kinder und Nachfahren von Demenzkranken lässt die Thematik Demenz oft nicht so schnell los. Sie sorgen sich auch deshalb, weil Demenz vererbbar sein und es sie selbst einmal treffen könnte. Gewissheit gibt es nicht, stellen doch die Gene einen Risikofaktor dar. Angesichts der zu pflegenden Person malen sie sich aus, wie ihr eigenes Schicksal möglicherweise einmal aussehen könnte: Die Abhängigkeit von anderen wird zunehmend größer, während die sozialen Kontakte zurückgehen. Aus einem anerkannten Glied der Gesellschaft wird langsam etwas, was andere häufig als „Schatten seiner selbst" oder „ein Häufchen Elend" bezeichnen.

So zeigt sich auch in der genaueren Analyse dieser ADI-Studie durch die London School of Economics and Political Science (LSE), die im Welt-Alzheimer-Report 2019 veröffentlicht wurde: Das Stigma rund um die Demenz lässt die Betroffenen zunächst einmal in einer gefährlichen Passivität verharren.

Sie suchen daher nicht nach Informationen, nach Beratung und Unterstützung sowie nach einer medizinischen Behandlung, welche die Länge und Qualität ihres Lebens deutlich verbessern könnten. Und dies angesichts einer Krankheit, die mit ihren Begleiterscheinungen laut WHO mittlerweile zu den 10 häufigsten Todesursachen weltweit gehört.

Schließlich macht die Studie nicht nur deutlich, dass das Stigma der Demenz offensichtlich das größte Hindernis ist,

- 20 Prozent der Frauen haben wegen einer Pflegetätigkeit ihre volle berufliche Beschäftigung aufgegeben und gehen höchstens nur noch einer Teilzeitarbeit nach. 17 Prozent fühlen sich „bestraft" (Women and Dementia: A Marginalised Majority by Alzheimer's Research UK).

- Und auch das sollten wir wissen: 48,4 Prozent der pflegenden Angehörigen – egal ob weiblich oder männlich – tragen gesundheitliche Langzeitschäden davon (Personal Social Services Survey of Adult Carers in England, 2016–2017; NHS).

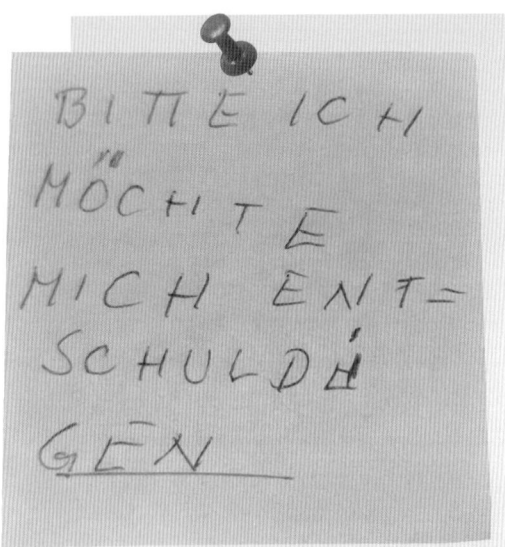

welches Demenzpatienten weltweit daran hindert, ihr Leben gravierend zu verbessern; sie zeigt auch, dass dieses Stigma jenem ähnelt, das häufig mit psychischen Erkrankungen verknüpft und auf das Alter ausgerichtet ist. Der Mangel an verfügbaren medizinischen Behandlungen – häufig aus Angst vor der Stigmatisierung – verstärkt erst recht das Leiden.

Am Umgang mit Demenz lässt sich also deutlich ablesen, wie sehr unsere Gesellschaft generell auf Leistung getrimmt ist. Wir wissen mit Menschen nichts mehr anzufangen, die offenbar nur noch im Hier und Jetzt leben oder die nur noch in Erinnerungen an lange Vergangenes schwelgen.

Positive Facetten

Für viele ist Demenz ein Tabu, weil sie glauben, dass dadurch das Leben vorbei wäre. Der Mensch, den man kannte, verändert sich und verschwindet quasi schon zu Lebzeiten. Dabei ist es aber so, dass dieser Mensch krankheitsbedingt nur andere Seiten von sich zeigt. Insofern ist die Veränderung kein Prozess, bei dem wir „Abschied" nehmen müssen. Es ist vielmehr einer, bei dem es darum geht, die neuen Seiten am Demenzkranken zu entdecken und anzunehmen.

Die Zeit, die wir mit unseren an Demenz erkrankten Angehörigen verbringen, ist sicher nicht immer leicht. Wenn wir uns bewusst darauf einlassen, wird sie aber nicht bloß Stress bedeuten, sondern durchaus auch positive Facetten haben. Diese Phase lässt sich auch als eine Form der Entschleunigung erfahren. Viele Dinge, die unseren Alltag bisher beherrscht haben, sehen wir nun in einem anderen Licht, ihre Bedeutung relativiert sich. Wenn wir uns also auf die PFLEGE-WEGE begeben, dann richtet sich auch unser innerer Kompass neu aus.

Frühdiagnose erleichtert den Weg

Eine rechtzeitige Abklärung:
- beendet die Ungewissheit
- erspart energieaufwändiges Verbergen von Defiziten
- ermöglicht längeres Erhalten einer relativen Selbstständigkeit
- reduziert Angst und Stress
- lässt Demenz-Symptome besser einordnen
- ermöglicht offeneren und verständnisvolleren Umgang mit Pflegebedürftigem
- trägt dazu bei, Konflikte zu vermeiden
- erleichtert das Einstellen auf zukünftige Veränderungen
- steigert die Lebensqualität aller Beteiligten

„Muss ich jetzt mein ganzes Leben umkrempeln?"
Phase 3: Bestätigung

Die meisten von uns fürchten sich davor, an einer Form der Demenz zu erkranken. Sollte man etwa gleich einen Arzt aufsuchen, wenn Vergesslichkeit oder Aussetzer bei der Orientierung vermehrt auftreten? Immer wieder erzählen Menschen, wie schwierig es ist, Angehörige mit Anzeichen einer möglichen Demenz zu einer ärztlichen Untersuchung zu bewegen.

Was können nahestehende Personen in solch einem Fall tun? Wichtig ist, wie im gesamten Pflegeprozess, dem Betroffenen zu signalisieren, ihn in kritischen Situationen immer zu unterstützen. Auf einfühlsame Weise sollte man die Besorgtheit zum Ausdruck bringen. Schließlich möchte man wissen, welche Ursachen hinter den offensichtlichen Problemen stecken. Ein ruhiger, wohlwollender Umgangston besänftigt die Ängste des Betroffenen, gibt ihm die nötige Sicherheit und ermutigt ihn dazu, den Gang zum Arzt bzw. zur Untersuchung zu wagen. Ist der Arztbesuch geschafft und eine Diagnose gestellt, ist die Grundlage für die weitere Vorgangsweise und Behandlung gelegt.

Negative Bilder im Kopf

Oft halten Ängste und deren Verdrängung Menschen davon ab, einen Arzttermin zu vereinbaren. Zu stark ist das Bedürfnis, das seelische Gleichgewicht zu halten. Wir wollen nicht, dass es durch negative Botschaften ins Wanken gerät. Bilder, die wir über Leid und Schmerz im Kopf haben, tauchen immer wieder auf: Betagte Menschen in fortgeschrittenen Krankheitsstadien, die kaum jemanden mehr aus ihrem

Umfeld erkennen, mit denen man keine gemeinsamen Erinnerungen mehr teilen kann. Betroffene werden nicht selten respektlos beurteilt und ihr Zustand wird pauschal mit Siechtum und Verfall gleichgesetzt.

Dieses Image der Demenz spiegelt sich häufig in den Medien oder Alltagsgesprächen wider. Es setzt sich im Bewusstsein der Menschen fest und verstärkt die Angst. Aus dieser Spirale gilt es zu entkommen, wobei es gegenüber den Betroffenen wichtig ist, die Gedächtnisstörungen sehr sensibel anzusprechen.

Hilfe von außen

Angehörige sind gut beraten, geeignete Personen aus dem Verwandten- und Freundeskreis oder den Hausarzt zur Unterstützung ins Boot zu holen. Oftmals belasten zu Hause Auseinandersetzungen über Demenz-Symptome wie Gedächtnisprobleme die Beziehungen untereinander, Gespräche münden in Schuldzuweisungen. Dem Arzt gegenüber klagt dann so mancher Patient: „Die wollen mir das nur einreden." Ein Außenstehender hat – weil aus der Distanz – einen anderen Blick und kann sachliche Argumente z. B. für eine Erstuntersuchung in die Diskussion einbringen. So fühlt sich der Betroffene nicht unter Druck gesetzt.

Frühe Diagnose schafft Win-win-Situation

Eine frühe Diagnosestellung ist aus mehreren Gründen wichtig. Zum einen beendet sie die Ungewissheit für alle Beteiligten und reduziert Angst und Stress. Gedächtnisstörungen zum Beispiel müssen keineswegs gleichbedeutend mit Demenz sein, Depressionen etwa können ähnliche Symptome hervorrufen.

Zum anderen können pflegende Angehörige durch eine frühe Diagnose die demenzbedingten Symptome des Patienten besser einordnen. Sie können mit seinem Verhalten offener und verständnisvoller umgehen.

Das trägt entscheidend dazu bei, Konflikte zu vermeiden, und es erhöht somit die Lebensqualität der ganzen Familie. Auf der anderen Seite erspart eine frühe Diagnose, so hart sie sein mag, den Betroffenen viel Energieaufwand, ihre Defizite zu verbergen.

Mit Abklärung Weg frei für Therapie

Bei den Verläufen der Demenzerkrankung gibt es große Unterschiede. Manche Patienten zeigen selbst nach Jahren mit Demenz nur leichte Defizite und benötigen wenig Betreuung. Eine gute Lebensqualität ist dennoch in jedem einzelnen Krankheitsstadium möglich. Pflegenden Angehörigen und Demenzkranken muss in erster Linie bewusst sein, dass ohne Diagnose keine wirksame medikamentöse Behandlung erfolgen kann.

Der Verlauf der Demenz lässt sich sowohl mittels Medikamenten als auch mit nicht-medikamentösen Interventionen positiv beeinflussen. Besonders nicht-medikamentöse Strategien werden oft unterschätzt. Tatsächlich können geistige und körperliche Aktivitäten wesentlich dazu beitragen, den Zustand des Patienten zu stabilisieren und den Krankheitsverlauf zu verlangsamen.

Regelmäßige Bewegung, Gedächtnistraining, Ergotherapie, Stressabbau, z. B. durch Entspannungstraining, Musik- oder Tiertherapie helfen, Demenz und damit häufig einhergehende depressive Symptome zu mildern bzw. den Prozess zu verlangsamen.

Mutig die Weichen für die Zukunft stellen

Warum ist eine frühe Diagnose noch von Bedeutung? Weil Betroffene zu Beginn der Demenzerkrankung durchaus noch in der Lage sind, selbstständig wichtige Entscheidungen über zukünftige Angelegenheiten zu fällen. Das betrifft zum Beispiel medizinische oder finanzielle Fragen. Freilich muss man sich etwas aus der Komfortzone herausbewegen, um sich mit der eigenen Krankheit, abnehmender Denkleistung, Pflegebedürftigkeit oder mit dem Sterben zu beschäftigen. Diese Themen sollten jedoch vorrangig sein, bevor es zu spät dazu ist.

Das Recht auf Nicht-Wissen

Eine Untersuchung bzw. Diagnose ist allerdings nicht um jeden Preis anzustreben. Die Bedürfnisse der Betroffenen sind zu respektieren. Neben dem Recht auf Information hat der Demenzkranke nämlich auch ein Recht auf das „Nicht-wissen-Wollen". Es sollte ihm jedoch klar sein: Nur ein umfassend aufgeklärter und informierter Patient kann wirksam behandelt werden und seine aktuelle und künftige Versorgung sicherstellen.

Skeptiker gegen eine solche Aufklärung oder Diagnose bringen gern die folgenden Argumente vor: Betroffene könnten vor allem depressive Störungen entwickeln; negative Informationen könnten bei ihnen Schockreaktionen auslösen oder sogar in Selbsttötung gipfeln; auch seien schwere existenzielle Krisen – wie bei jeder anderen Erkrankung mit schlechter Prognose – möglich. Dem ist allerdings entgegenzusetzen, dass Totschweigen und Verdrängen ebenfalls zu Angst, Depressionen und im Extremfall zu Suizid führen können.

Wie gelange ich zur Diagnose?

Als ersten Ansprechpartner bei Gedächtnisstörungen sollten Betroffene – idealerweise gemeinsam mit einem nahen Angehörigen – den Haus- bzw. einen praktischen Arzt aufsuchen. Stellt sich bei einer genauen (auch körperlichen) Untersuchung ein entsprechender Verdacht heraus, erfolgt die Überweisung zu einem Facharzt für Psychiatrie oder Neurologie oder in ein Gerontopsychiatrisches Zentrum. Auch Memory-Kliniken oder Gedächtnisambulanzen können eine diagnostische Abklärung von Demenzerkrankungen vornehmen.

Eine ausführliche Untersuchung umfasst:
- Labortests und EKG: Diese klären, ob auch andere Erkrankungen oder Mängel vorliegen.
- Neuropsychologische Untersuchungen nehmen die verschiedenen Funktionen des Gehirns, wie Gedächtnis, Sprache und Aufmerksamkeit, unter die Lupe.
- Bildgebende Verfahren wie die Computertomografie (CT) oder Magnetresonanztomografie (MRT) können unter

Behutsame Aufklärung ist notwendig

Für Mediziner gilt: Der Inhalt und die Art des Aufklärungsgesprächs sind an den Demenzgrad des Patienten anzupassen. Grundsätzlich hat jeder Patient das Recht, umfassend aufgeklärt zu werden – ungeachtet seiner kognitiven Mängel.

Was sollte eine gute Aufklärung umfassen? Sie sollte prozessorientiert sein, das heißt, ein einziges Gespräch ist in der Regel nicht ausreichend. Keinesfalls sollten die Defizite im Vordergrund stehen. Damit die Aufklärung nachvollziehbar ist, empfehlen sich einfache Formulierungen, aber auch schriftliche Aufzeichnungen, z. B. in Form eines ausführlichen Arztbriefs. Informationsmaterial sollte ebenfalls leicht verständlich verfasst sein.

Die Aufklärungsgespräche unterscheiden sich erfahrungsgemäß erheblich von Arzt zu Arzt bzw. Institution zu Institution. Oft bleibt für pflegende Angehörige und die Betroffenen einiges offen. Viele sind nach der Diagnose ohnehin aufgewühlt und konnten viele Informationen gar nicht richtig aufnehmen. Allein deshalb sind regelmäßige und ausführliche Beratungen hilfreich und wichtig.

Im Zuge der ersten diagnostischen Abklärung sollten Bezeichnungen wie „Alzheimer" oder „Demenz" vermieden und stattdessen Begriffe wie „Vergesslichkeit" oder „Kurzzeitgedächtnisstörungen" verwendet werden. Gleichzeitig ist das Hauptaugenmerk auf das gute Langzeitgedächtnis zu richten. So fällt es dem Betroffenen meist leichter, sich auf seine Krankheit einzulassen. Hier noch ein gut gemeinter Rat: Lassen Sie sich vom Mediziner nicht mit „Altersvergesslichkeit" als Verlegenheitsdiagnose abspeisen. Holen Sie in solch einem Fall zur Absicherung eine zweite Meinung ein. Es geht um viel – um die Gesundheit und Lebensqualität.

Diagnose eröffnet neue Perspektiven

Die meisten Betroffenen sind nach der Demenzdiagnose erst einmal geschockt. Auf lange Sicht entwickeln sie jedoch funktionale Strategien zur Bewältigung der Krankheit. Sie schaffen es nach der anfänglichen Schockphase, mit den Begleiterscheinungen der Demenz zurechtzukommen und trotzdem ihren vertrauten Lebensstil beizubehalten. Manche Patienten nehmen den Moment nun intensiver wahr oder entdecken an sich kreative Talente. Neue Perspektiven und Beschäftigungen tun sich auf. Manche steigern sogar ihr Selbstbewusstsein und die Lebenslust.

Die pflegenden Angehörigen wiederum können sich mit dem Wissen um die Diagnose auf die bevorstehenden Veränderungen einstellen. Nicht zuletzt rückt die Endlichkeit der Beziehung zum Betroffenen deutlich ins Blickfeld. Das könnte alle Beteiligten dazu animieren, eigene Bedürfnisse zur Sprache zu bringen und offene Fragen zu klären.

Hinter der Fassade brodelt es

Es gibt auch Patienten, welche die Demenz-Diagnose gleichmütig hinzunehmen scheinen. Sie reagieren kaum darauf oder spielen den Befund gegenüber anderen herunter. Es ist kaum möglich, hinter ihre Fassade zu blicken, und den Angehörigen fällt die richtige Einschätzung des Patienten deshalb besonders schwer. Die Betroffenen, die meist auch andere Krisen durchlebt haben, halten ihre Emotionen im Zaum, selbst wenn sie neue Hiobsbotschaften erfahren. Nach außen hin wirken sie wie erstarrt, in ihrem Inneren aber bebt es.

Manche haben die Haltung eines Einzelkämpfers entwickelt. Ihr Motto lautet: „Damit muss ich alleine fertig

anderem auf Atrophien (Verkümmerung oder Verkleinerung von Gewebe, eines Organs oder einer Zelle), Infarkte und andere Hirnveränderungen hinweisen.

Demenz ist ein bis dato unheilbares Leiden, das aber gut zu behandeln ist. Die Symptome verstärken sich im Lauf der Krankheit. Deshalb ist es wichtig, den Krankheitsverlauf in regelmäßigen Abständen (sechs bis zwölf Monate) kontrollieren zu lassen.

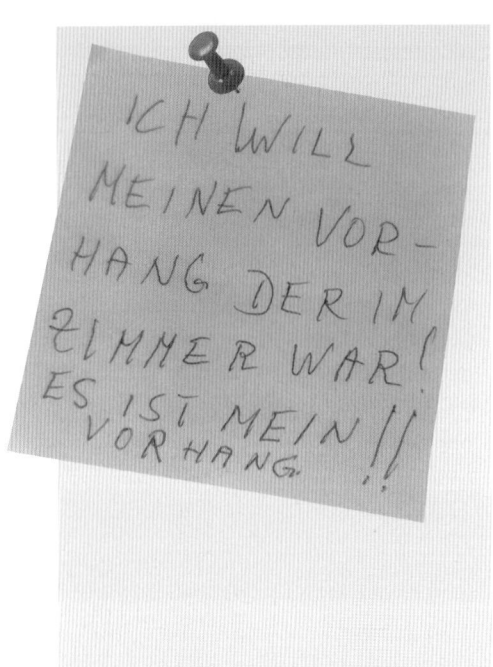

werden, das geht keinen etwas an" oder „Was mich nicht umbringt, macht mich nur noch härter". Sie lassen sich von ihrer Unsicherheit nichts anmerken und müssen dadurch viele Anstrengungen in Kauf nehmen, um die Fassade zu wahren.

In einem Fall entdeckte eine Tochter bei ihrer Mutter eine Ansammlung von Elektrogeräten. Um zu kaschieren, dass sie mit deren Bedienung überfordert war, kaufte die an Demenz Erkrankte immer wieder neue, andere Modelle.

Vogel-Strauß-Politik

Andere Betroffene wollen das medizinische Urteil im Frühstadium nicht wahrhaben, weil sie ihren Zustand und die Symptome auf das fortgeschrittene Alter schieben. Klar, als simple Begleiterscheinungen tituliert, sind die offensichtlichen (Persönlichkeits-)Veränderungen emotional weitaus weniger belastend, als wenn es heißt: Demenz – unheilbares Leiden. Und die Betroffenen erhoffen auch, von ihrem Umfeld und der Gesellschaft weiterhin anerkannt und ernst genommen zu werden. Wer stößt sich schon an harmlosen Altersmerkmalen?

Die Verteidigungshaltung einnehmen

Welchen „Vorteil" könnte es noch bringen, die Diagnose Demenz zu verleugnen? Viele Betroffene hoffen dadurch auf ein weiterhin sinnerfülltes und selbstbestimmtes Leben. Das Dilemma: Das Nicht-Akzeptieren als Bewältigungsstrategie mildert nur kurzfristig die inneren Konflikte.

Die Diagnose Demenz bedeutet Mängel, Verlust an Fähigkeiten und Kontrolle. Dies als neue Realität anzuerkennen fällt schwer. Umgekehrt geht die Akzeptanz der Diagnose nicht immer auch mit einem Annehmen der Defizite oder von Unterstützung einher. Patienten mit Gedächtnisdefiziten haben oft ein Problem damit, dass man sie als nicht mehr kompetent einschätzt. Dies führt zu einer Verteidigungshaltung, die für alle Beteiligten sehr anstrengend sein kann: Die Betroffenen lehnen jede Hilfe ab, sie werden von dem Gefühl beherrscht, sich stets als ausreichend fit beweisen zu müssen. Und das trotz Diagnose und Aufklärung. Schreitet die Demenz fort, verbreitet sich die Kluft zwischen Selbsteinschätzung und tatsächlicher Alltagskompetenz.

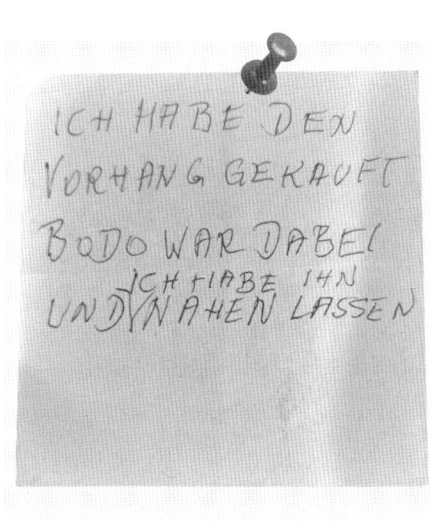

Schließlich gibt es jene Patienten, bei denen die Befundung so spät erfolgt, dass sie damit gar nichts mehr anfangen können. Sie spüren zwar selbst ihre Defizite und dass sich ihr Umfeld gravierend verändert hat, können dies aber nicht mehr einordnen geschweige benennen. „Irgendetwas stimmt nicht mit mir", „Es ist zum Aus-der-Haut-Fahren" oder „Ich kenne mich nicht mehr aus" sind Beispiele dieser Form der Reflexion. Das Krankheitsbild bringt es mit sich, dass ganz andere Themen und Fragen eine Rolle spielen als die Krankheit selbst.

Lagerbildung

Während Demenzkranke noch an ihre alten Fähigkeiten glauben, blickt der pflegende Angehörige bereits besorgt auf dessen Einschränkungen und Defizite, die mit Sicherheit zunehmen. Der Pflegende hat meist klar das Leiden im Blick. Das birgt die Gefahr, den Patienten einzig mit dem Etikett „Demenz" zu versehen und ihn aller Bürden und Aufgaben zu entheben.

Innerhalb der Familie bilden sich nicht selten zwei Lager, was zu Konflikten führen kann. Die eine Seite nimmt das

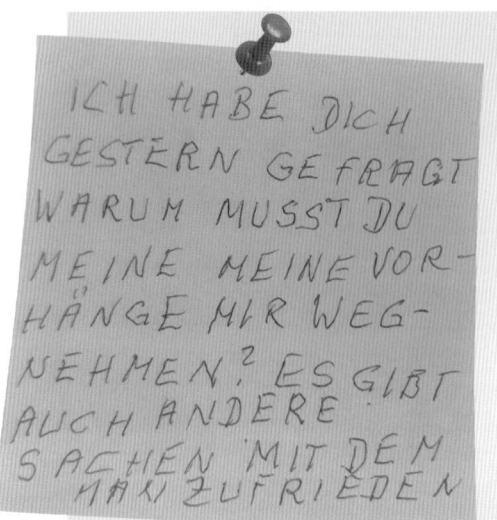

auffällige Verhalten des Kranken eher auf die leichte Schulter, während die andere düstere Aussichten prophezeit. Mit der passenden Unterstützung bietet sich für alle Beteiligten die Chance, über traditionelle, gewachsene Rollenbilder nachzudenken und neue zu entwickeln.

Fatale Selbsteinschätzung

Viele kleine Alltagstätigkeiten, die von Demenzkranken fehlerhaft oder gar nicht ausgeführt werden, ziehen keine schlimmen Folgen nach sich. Hier sollten pflegende Angehörige in jedem Fall auf Schimpf und Tadel wie „Jetzt hast du schon wieder den Schlüssel verlegt", „Du hast das Falsche eingekauft" oder „Du hast die Wäsche in der Waschmaschine vergessen" verzichten.

Anders verhält es sich wohl, wenn demenzbedingtes Verhalten wie Aussetzer die Kranken selbst und ihr Umfeld in Gefahr bringt. Alarmierend ist es, wenn sich Demenzkranke aus Selbstüberschätzung oder falschem Stolz weiterhin ans Steuer eines Autos setzen oder ihre Finanzen allein regeln wollen. Auch die Medikamenteneinnahme glauben manche noch unter Kontrolle zu haben.

Wir Menschen lassen uns ungern die Verantwortung für gewisse Bereiche abnehmen. Im Fall von Demenzkranken ist es oft unvermeidlich, und nur individuelle Lösungen helfen, aus diesem Dilemma zu gelangen. Der Weg zum Ziel ist für alle Beteiligten zweifelsohne mühsam und aufreibend. Neutrale Personen können auch hier wertvolle Hilfe leisten.

Jetzt ist Ihre Empathie gefragt

Tagtäglich mit den Auswirkungen einer Demenzerkrankung umzugehen, stellt für die Angehörigen einen enormen psychischen Kraftakt dar. Es lässt sich gut nachvollziehen, wenn der Geduldsfaden einmal reißen sollte. In kritischen Situationen ist es durchaus ratsam, sich als Angehöriger einmal in die Lage des Betroffenen einzufühlen. Dabei kann die Methode der Validation (Wertschätzung), die in Kursen erlernbar ist, unverzichtbare Dienste leisten. Das Um und Auf ist der verständnisvolle, spannungsfreie Umgang mit dem Demenzkranken, die Kommunikation ist von einer akzeptierenden statt einer korrigierenden Sprache geprägt.

Resümee: Das Für überwiegt das Wider

Eine Reihe von verständlichen Ängsten kann bei Kranken sowie Angehörigen dazu führen, der Diagnose Demenz aus dem Weg zu gehen. Trotzdem sprechen viele wichtige Gründe für eine Abklärung im Verdachtsfall. Als Basis für die Therapie sorgt eine Diagnose für Sicherheit. Erst mit einem sicheren Befund lässt sich die Zukunft aktiv und bewusst gestalten, lassen sich wichtige Entscheidungen treffen. Er ist der Grundstein für die Akzeptanz der Erkrankung, aber auch für die Annahme von Unterstützungsangeboten.

Die Demenzdiagnose bedeutet ohne Zweifel einen gravierenden Einschnitt im Leben jedes Menschen. Jeder behandelnde Arzt ist daher aufgefordert, bei den Patientengesprächen sensibel vorzugehen und umfassend aufzuklären.

> **ℹ Was kann Angehörige belasten?**
>
> • Aufgaben, welche die Person mit Demenz früher selbst erledigt hat
> • Mehrfachbelastung (Beruf, Familie, Pflege)
> • 24-Stunden-Bereitschaft -> Schlafmangel, chronische Müdigkeit
> • Pflegebedürftige lehnen Hilfe ab
> • Eigenes fortgeschrittenes Alter und Gesundheitsprobleme
> • Hohe Verantwortung (Entscheidungen für Pflegebedürftigen treffen)
> • Sich alleingelassen fühlen
> • Aussichtslosigkeit
> • Unverständnis, Ausgrenzung und zu wenig Anerkennung seitens des sozialen Umfelds
> • Angst, Sorge, Scham oder auch schlechtes Gewissen
> • Hohe Ansprüche an sich selbst
> • Zurückstellen der eigenen Wünsche und Bedürfnisse
> • Finanzielle Einschränkungen
> • Verminderung der sozialen Kontakte
> • Verlusterfahrung, uneindeutiger Abschied (der Pflegebedürftige ist da, aber auch nicht mehr da – geistig)

„Wie schaffe ich es, diesen Druck auszuhalten? Phase 4: Anpassung

Die Reaktionen von Angehörigen auf die Diagnose Demenz können sehr unterschiedlich ausfallen. Allen ist bewusst, dass sich das Rad nicht mehr zurückdrehen lässt und das Leben nicht mehr so sein wird wie vor der Erkrankung.

Manche Menschen akzeptieren die Tatsache einer unheilbaren Krankheit fast augenblicklich. Sie beginnen ihr Leben an die Pflegebedürfnisse anzupassen. Ihr Augenmerk ist darauf gerichtet, stabile Bedingungen für die Versorgung zu schaffen. Es gibt aber auch Menschen, die die neue Wirklichkeit anfangs leugnen, um ihr nicht ins Auge blicken zu müssen. Jeder tickt anders und reagiert daher anders auf Druck, Stress und Verlustängste, wie sie eine unheilbare Krankheit mit sich bringt.

Nun sind Sie am Zug

Entsprechend diesen Unterschiedlichkeiten werden sich auch die weiteren PFLEGE-WEGE voneinander unterscheiden. Die Menschen gehen auf verschiedene Weise mit der Demenz um, wobei es kein Richtig oder Falsch gibt. Möglicherweise empfindet eine Gruppe von Angehörigen neben den Gefühlen des Verlustes, der Angst, der Frustration, der Trauer und der Sorge auch Wut. Sie durchleben eine Phase der Anpassung, in der sie ihre Hoffnungen und Erwartungen für die Zukunft ändern müssen.

Für eine andere Gruppe kann die Diagnose oder Erkenntnis, dass sich die Dinge verändert haben, dazu führen, dass sie jenen menschlich ein Stück näherkommen, für die sie sorgen. Eine mögliche Erklärung dafür: Sie sind in einer offenen

Familienkultur groß geworden, in der Krisen als Chance für ein noch stärkeres Zusammenwachsen gesehen wurden.

Wird in einer Familie der Zusammenhalt großgeschrieben, ist es wahrscheinlicher, dass das Schwächeln oder Krankwerden der älteren Mitglieder vorbehaltlos akzeptiert wird und dass man sich darauf einstellt. Sind die Bindungen innerhalb einer Familie dagegen weniger stark, drohen deren Mitglieder noch weiter auseinanderzudriften. Schwere Prüfungen, unterschiedliche Ansichten und Einstellungen tun das Ihrige dazu.

Es steht viel auf dem Spiel

Viele Kranke, aber auch Angehörige versuchen in ihrer Verzweiflung, der Krankheit selbst Einhalt zu gebieten. Sie halten nach Wundermitteln und neuen medizinischen Entdeckungen Ausschau. Sie klammern sich an jeden Strohhalm, um ein wenig Hoffnung schöpfen zu können.

Vielleicht, so ihr Wunschdenken, könnten sie ja doch wieder in ihre gewohnte Rolle, in ihr altes Leben zurück. Kein Wunder, steht doch für jeden Einzelnen viel auf dem Spiel. Für den hauptverantwortlichen Angehörigen geht es darum, einen Ausgleich innerhalb des Familiensystems zu finden, eventuelle Karrierepläne zu überdenken oder zu verschieben, bauliche Veränderungen im Haus zu planen, sich finanziell anders aufzustellen oder Reisepläne zu verwerfen.

Gleichzeitig sind die Angehörigen in dieser Phase derart stark mit vielen demenzbedingten Veränderungen beschäftigt, dass sie die ersten Anzeichen sozialer Isolation meist völlig übersehen. In dieser Zeit sind, wie bereits erwähnt, Familien ohne enge Bindungen untereinander einem besonders hohen Risiko ausgesetzt, völlig zu zerbrechen.

Was kann Angehörige entlasten?

- Wissen: Genügend Informationen über die Demenz und Unterstützungsangebote
- Gesundheit: Auf gesunden Lebensstil achten (Ernährung, Bewegung, Entspannungsübungen)
- Erholung: Genügend Auszeiten und dafür entsprechende Pflegedienste in Anspruch nehmen wie ambulante Pflegedienste oder Kurzzeitpflege. Andere Angehörige/Freunde/Nachbarn einbinden
- Psychologische Beratung, Psychotherapie, Selbsthilfegruppen
- Soziale Kontakte: Über die eigenen Gefühle und Belastungen sprechen – im Freundeskreis oder auch bei Stammtischen pflegender Angehöriger

Geben Sie auf sich acht!

Den Demenzkranken aufopfernd zu pflegen und dabei sich selbst und seine Bedürfnisse zu vergessen, schadet nicht nur der eigenen Person, sondern auch dem Pflegebedürftigen. Außerdem sind wir als soziale Wesen auch auf andere angewiesen, geraten aber durch die Rund-um-die-Uhr-Bereitschaft in Isolation.

Die Herausforderung besteht darin, sich als Pflegender und gleichzeitig als eigene Person wahrzunehmen und zu spüren. Nur als gesunder, entspannter und energievoller Mensch können wir den Pflegeweg unbeschadet meistern. Außerdem reduzieren wir das Konfliktpotenzial innerhalb der Familie.

Wie und womit gelingt die Selbstfürsorge im Pflegeprozess?
- Netzwerk aus professionellem Pflegepersonal, Verwandten, Freunden oder Nachbarn
- Verringerung von Schuldgefühlen
- Gesunder Lebensstil: Ernährung, Bewegung, Entspannungsmethoden
- Hobbys
- Den Geist trainieren

Das sind Ihre Fragen

Jede Form des Wandels, den man als erzwungen empfindet, ruft in uns zunächst Widerstand und Ablehnung hervor. Wir brauchen einfach Zeit dazu, um in eine neue Rolle hineinzuwachsen und um unsere Bedürfnisse und unser Umfeld so anzupassen, dass wir diese Rolle auch ausfüllen können. Gerade Menschen, die es gewohnt waren, ihr Leben aktiv zu gestalten, leiden besonders unter empfundenen Zwängen.

Allerdings wäre es ein Trugschluss zu glauben, dass man dabei in einer Art Schockstarre alles passiv hinnehmen müsste. Gerade in einer schwierigen Phase des Umbruchs zeichnen sich viele Menschen dadurch aus, dass sie aus der bestehenden Situation das Beste machen, unkonventionelle Lösungen finden und ungewöhnliche Kompromisse eingehen. Fragen über Fragen tauchen dabei auf und wollen beantwortet werden: Wer bin ich und was weiß ich? Welcher Verlust ist für mich wie zu verkraften? Kann das Unvorhergesehene vielleicht sogar etwas Positives mit sich bringen? Welche Allianzen kann ich mit wem und wofür eingehen?

Sie sind nicht allein!

Spätestens in dieser Phase benötigen die Angehörigen angesichts der vielen komplexen Fragen breite Unterstützung, um ihre neue Rolle zu bewältigen. Sie brauchen Informationen über positive Bewältigungsstrategien, über die Vorteile von Aus- und Weiterbildungsprogrammen, Beratung und Gespräche über Trauer und Verlust und nicht zuletzt Angebote zur Entlastung.

> **Die filiale Reife**
>
> Das Konzept der „filialen Reife" geht davon aus, dass wir eine neue, gereifte Beziehung zu unseren Eltern entwickeln, also kindliche Muster hinter uns lassen. Vorteilhaft wäre es, wenn wir dem Rechnung tragen, bevor die Kräfte der Eltern nachlassen und sie unsere Hilfe benötigen.
> Wenn die Pflegebedürftigkeit offenkundig wird, sind wir als erwachsene Kinder mit so vielen anderen Themen gefordert. Der gleichzeitig ablaufende Prozess der filialen Nachreifung überfordert viele Menschen.
> Es gibt einen Moment im Leben, in dem man merkt, dass sich das Verhältnis zu den Eltern verändert. Das ist der Augenblick, in dem sie das erwachsene Kind erstmals um Rat fragen: „Was würdest du sagen, wie würdest du entscheiden?" Das ist der Punkt, an dem die Richtung der Kommunikation, die bislang mehrheitlich vom Kind zum Elternteil verlief, beginnt, sich umzukehren. Dieser Augenblick passiert lange vor der Phase, in der die Eltern hilfsbedürftig werden.
> Nun ist eine andere Hinwendung zu den Eltern notwendig: eine Perspekti-

„Wie mache ich es am besten allen recht?"
Phase 5: Management

Der pflegende Angehörige weiß nun, dass die anfängliche Krise vorbei ist. Er hat gelernt, mit der Demenzerkrankung des Pflegebedürftigen umzugehen und zu leben. Allerdings handelt es sich dabei für ihn um einen ständigen Lernprozess. Das Wissen um die Krankheit, ihren nicht eindeutigen Verlauf und ihre Auswirkungen und Behandlungsmöglichkeiten ist zum Glück größer geworden.

Geht es dem Patienten besser, ist die Angst vor einem Rückfall gegenwärtig. Viele Sorgeverantwortliche befinden sich deshalb im Überwachungsmodus. Ihre Gefühlslage kann je nach dem Schweregrad der Demenz des Angehörigen und der eigenen psychischen Belastbarkeit nach wie vor zwischen Angst, Wut, Schuld, Frustration sowie Hoffnung und Liebe schwanken.

Die gesunde Portion Humor

In der Beziehung zum Pflegebedürftigen wächst bei vielen aber auch – trotz oder gerade wegen der Hilfsbedürftigkeit – die Wertschätzung für ihn, für sein bisher gemeistertes Leben. Viele positive Beispiele belegen, dass es auch in dieser Phase immer wieder einmal etwas gemeinsam zu lachen gibt. Pflegende Angehörige mit einer Portion Humor und Hausverstand wissen, wie wenig es oft braucht, um ihren Schützling zufriedenzustellen. Ein Ausflug, den der Pflegebedürftige spontan machen will? Gar kein Problem: Man lässt ihn ins Auto einsteigen, dort kurz warten und dreht dann ein paar Runden mit ihm. Für das Bedürfnis nach Abwechslung reicht dieser Kurztrip vollends aus, wie die Erfahrung vielfach gezeigt hat – zumindest so lange, wie es dem Betroffenen noch möglich war, ohne Mühe in ein Auto einzusteigen.

Fürsorge kappt eigene Bedürfnisse

Je nachdem, wie sehr sich jemand mit seiner fürsorglichen Rolle identifiziert, wirkt sich das Engagement auf andere Beziehungen aus, vor allem innerhalb der Familie. Es kann zu Spannungen mit Verwandten kommen, die eine Bevormundung und Kontrolle kritisch sehen. Stress und Erschöpfung, die eine Pflegetätigkeit oft mit sich bringen, sind meist auch für Probleme am Arbeitsplatz verantwortlich.

Von entscheidender Bedeutung für den Pflegenden ist es, seine Fürsorge-Rolle anzuerkennen, sich aber getrennt von dieser Rolle als eigene Person wahrzunehmen und zu spüren. Jene Pflegenden, die ihre Bedürfnisse nicht zu kurz kommen lassen, vor allem in Sachen Gesundheit und Entspannung, stärken sich dadurch und verringern zugleich das Konfliktpotenzial innerhalb der Familie.

Welche Hilfe und Infos brauche ich?

Welche Unterstützungsangebote gibt es für Pflegende, um einmal durchatmen und etwas für sich selbst tun zu können? Viele pflegende Angehörige interessieren sich auch dafür, welche Behandlungsmöglichkeiten es für sie bei Gesundheitsproblemen körperlicher und psychischer Art gibt. Auch Sorgen um die finanzielle Situation steigern das Bedürfnis nach Information, etwa über Pflegegeld, Förderungen und steuerliche Erleichterungen.

In diesem Abschnitt des PFLEGE-WEGES benötigt der pflegende Angehörige definitiv Beratung punkto Selbstpflege, um seine Gesundheit zu erhalten. Auch seine soziale ve, die Vater oder Mutter nicht nur als Leitfiguren sieht, sowie die dringende Frage: „Wer ist dieser Mensch noch – außer Vater oder Mutter?" Der Psychoanalytiker Erik H. Erikson spricht hier von einer Begegnung mit einer anderen Form der Liebe – einer Liebe, die getragen ist vom Respekt vor der Biografie des Gegenübers.

Der Bedarf an Hilfe zu Beginn des PFLEGE-WEGES ist bei den Eltern häufig mit der Erwartung verknüpft, dass die erwachsenen Kinder wie selbstverständlich Unterstützung leisten (Generationenvertrag). Diese Erwartungen lösen bei den Töchtern und Söhnen oft zwiespältige Gefühle aus, die auch als „filiale Krise" bezeichnet werden.

Aus dieser Krise heraus entwickeln wir schließlich die filiale Reife. Sie ist die Voraussetzung, um eine gute Pflege zu leisten. Das bedeutet, Kränkungen aus der Vergangenheit zu verarbeiten und zu überwinden, sich selbst und anderen Familienmitgliedern individuelle Bedürfnisse zu erlauben sowie die Gebrechlichkeit und Vergänglichkeit der Eltern zu verkraften.

Filiale Reife: Sind Sie so weit?

- Können Sie sich in das Schwächerwerden des Elternteils hineinversetzen?
- Achten Sie auf die körperlichen und emotionalen Bedürfnisse der Eltern?
- Bevormunden Sie diese?
- Quälen Sie sich mit Selbstvorwürfen, nicht genug für die Eltern da zu sein?
- Teilen Sie ihnen auch Ihre eigenen Bedürfnisse mit?
- Empfinden Sie Ihr Verantwortungsgefühl als angemessen?
- Können Sie sich damit anfreunden, dass Ihnen die eigene Endlichkeit vor Augen geführt wird und Sie selbst auf das Altern vorbereitet werden?
- Nehmen Sie Beratungsangebote in Anspruch, um Bewältigungsstrategien für einen gelungenen Umgang in der Pflege zu entwickeln?
- Achten Sie auf eine gute Zusammenarbeit mit den Geschwistern, um die filiale Betreuung gemeinsam gut zu schaffen?
- Ist Ihnen Folgendes bewusst: Das Verhältnis zu den Eltern ist geprägt von Spannung – Nähe und Distanz, Abhängigkeit und Eigenständigkeit, Zusammengehörigkeitsgefühl und Freiheitsdrang, Zu- und Abneigung.

Anerkennung braucht Anstöße. Zusätzlich ist ihm auf diesem „Streckenabschnitt" meist wichtig, weiterhin zu lernen, wie man mit neuen, schwierigen Pflegesituationen umgeht und – wiederum – wo man Unterstützung dazu finden kann. All diese Maßnahmen können entscheidend dazu beitragen, die eigenen Kräfte und Nerven zu schonen, aber auch zu stärken.

> **Hilfe bei schweren Entscheidungen**
>
> Gespräche im Rahmen einer systemischen Beratung mit allen Beteiligten einschließlich dem Pflegebedürftigen haben Folgendes im Fokus:
>
> - Betrachtung der Situation aus verschiedenen Blickwinkeln
> - Betonung von Unterstützung, trotz rechtlicher Verantwortung des pflegenden Angehörigen
> - Solides Unterstützungsnetzwerk als tragfähiges Fundament
>
> Motto: Es gibt im Pflegeprozess meist nicht optimale, sondern nur annehmbar gute Lösungen.

„Warum ist es so schwer, mich loszulösen?"
Phase 6: Bewältigung

Der pflegende Angehörige weiß eingehend über die Krankheit Demenz Bescheid. Er kann sich aus Erfahrung auf das ständige Auf und Ab in der Pflege einstellen. An einem Tag geht es dem Patienten überraschend gut, er erkennt seine nächsten Verwandten und Freunde; an anderen Tagen sind sie für ihn Fremde, so als wäre er ihnen zum ersten Mal begegnet. Oder er glaubt, sich woanders als zu Hause aufzuhalten, und kann sich an jüngste Ereignisse überhaupt nicht erinnern.

Sie als Sorgeverantwortlicher richten sich nach der Verfassung des Patienten und können ihn stets weitgehend beruhigen. Manche Pflegende haben zu diesem Zweck eigens Kurse – so genannte Validationskurse – absolviert. Dabei lernt man, in die Gedankenwelt des Demenzkranken einzutauchen und auf seiner Ebene einfühlsam mit ihm zu kommunizieren.

Fit für den Pflege-Marathon?

Als pflegender Angehöriger beherrschen Sie nun im Idealfall alle Aufgaben der Versorgung und sind für Notfälle gewappnet. Möglicherweise haben Sie auch Hygiene-, Erste-Hilfe-Kurse oder dergleichen absolviert. Sie verfügen für die finanziellen und rechtlichen Belange des Betroffenen mittlerweile über die erforderlichen Vollmachten, wie eine Patientenverfügung, wie für Bank- und Versicherungsgeschäfte oder Ein- und Verkäufe. Überhaupt schauen Sie voraus und setzen sich damit auseinander, welche kleinen und großen Entscheidungen in nächster Zeit zu fällen sind.

Auch die eigenen Bedürfnisse im Fokus

Viele pflegende Angehörige haben es in dieser Phase weitgehend geschafft, auch auf ihre eigenen Bedürfnisse zu achten und sich neben der herausfordernden Pflege Freiräume herauszuschlagen. Sie haben ein funktionierendes Netzwerk aus professionellen Pflegekräften, Verwandten, Freunden oder Nachbarn um sich. Im Privatleben pflegen sie wichtige soziale Kontakte im Freundeskreis. Sie achten auf ihre Gesundheit und einen förderlichen Lebensstil. Einige lassen es sich nicht nehmen, Hobbys oder sportlichen Aktivitäten wie Wandern nachzugehen und Kurzurlaube oder (Weiter-)Bildung zu veranschlagen. Auch neue berufliche Aufgaben und Herausforderungen rücken in dieser Etappe verstärkt ins Blickfeld, als Option für die Zeit nach der Pflege.

Das Unbehagen mit der Routine

Ein Problem in dieser Phase mag darin bestehen, dass Sie sich als Pflegender gerade angesichts Ihres Managements nicht mehr in der rein fürsorglichen Rolle beheimatet fühlen. Sie spüren, dass das, was Sie tun, immer mehr einen professionellen Charakter annimmt. Sie „funktionieren" einfach und erfahren sich nicht mehr so sehr in Ihrem bislang vertrauten Kontext. Abgesehen von der steten Gefahr, dass Sie zu wenig auf Ihre Bedürfnisse achten, gesellt sich ein schlechtes Gewissen hinzu. Sie müssen sich keineswegs dafür schämen, dass manche Abläufe in der Pflege zu Ritualen und Teil Ihres Alltags geworden sind. Die Routinen sind nicht in Stein gemeißelt, weil sich die Voraussetzungen ständig ändern können. Sie orientieren sich am Patienten. Vielmehr profitiert Ihr Schützling von der Perfektion und Stimmigkeit Ihrer Handlungen. Sie vermitteln ihm damit

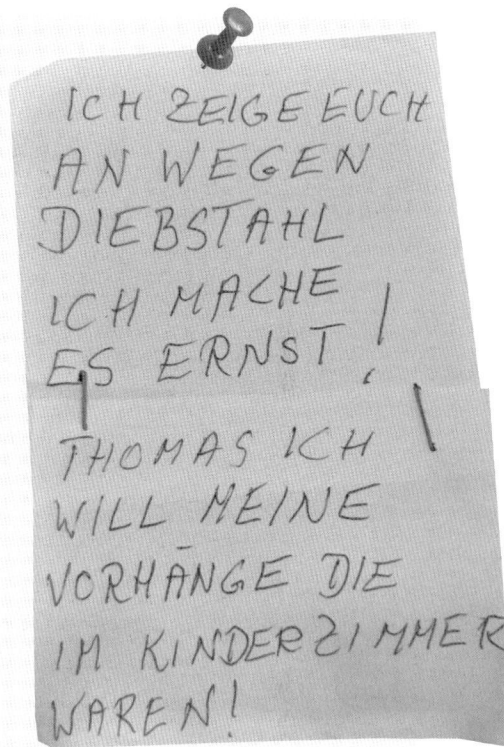

> ICH SUCHE MIR EINE NEUE ARBEIT ARBEIT ICH BIN NICHT DUMM ICH HABE EUCH AUCH GE= HOLFEN.

ein Gefühl der Sicherheit und Geborgenheit – selbst wenn er dies nicht kommunizieren kann oder er sie mitunter gar nicht mehr erkennt.

Mangelnder Respekt und Überfürsorglichkeit

Die Beziehung zwischen Pflegenden und Kranken sollte generell von Respekt und Liebe geprägt sein. In der Praxis hat sich die wertschätzende Verbundenheit meist aber nur dann (weiter-)entwickelt, wenn das Verhältnis bereits von solchen Einstellungen und Gefühlen getragen war. Im anderen Fall, wenn eine Beziehung disharmonisch verlaufen ist, wird bei der Pflege eher das pragmatische Denken im Vordergrund stehen, im schlimmsten Fall Geringschätzung und Ablehnung.

In jedem Fall kann es passieren, dass der Pflegende dem Patienten gegenüber zu fürsorglich auftritt. Bei pflegenden Töchtern oder Söhnen beispielsweise kommt es dann regelrecht zu einem „Rollentausch", wobei der zu pflegende Elternteil sozusagen als Kind betrachtet wird. Mit dieser Sichtweise spricht man dem Kranken ab, noch über irgendwelche wesentlichen Alltagskompetenzen zu verfügen. Diese Gruppe der pflegenden Angehörigen hat eine „Überwachungsmentalität" entwickelt. Eine Interviewte berichtete, dass sie ihrer demenzkranken Mutter sogar einige Zeit in den Supermarkt nachging, um zu beobachten, welche Lebensmittel sie kaufte.

Viele andere Pflegende wiederum haben sich gemeinsam mit dem Demenzkranken quasi in eine Isolation begeben. Aus dieser herauszukommen, fällt ihnen sehr schwer. Das Problem liegt darin, dass sie gerade in dieser Situation Hilfe ablehnen bzw. sie auch nicht aktiv suchen („Ich schaffe das alleine"). In solchen Fällen kann man den Betroffenen vor allem mit niedrigschwelligen, unbürokratischen Unterstützungsangeboten (psychologische Beratung, mobile Pflegedienste) unter die Arme greifen.

Wie in der Welt des Managements erweist sich auch in dieser Phase ein Sparringspartner bzw. jemand, der Ihr Schicksal als pflegender Angehöriger teilt, als sehr wertvoll. Man kann sich dieser Person anvertrauen, Erfahrungen austauschen, in kleinen Schritten Verbesserungen vorantreiben und sich bei Blockaden gegenseitig motivieren und unterstützen.

Dann ist man zum Beispiel auch nicht entsetzt, wenn einen die eigene Mutter, die ihren Vorhang irgendwo versteckt hat und ihn trotz tagelanger Suche nicht mehr findet, anzeigen möchte.

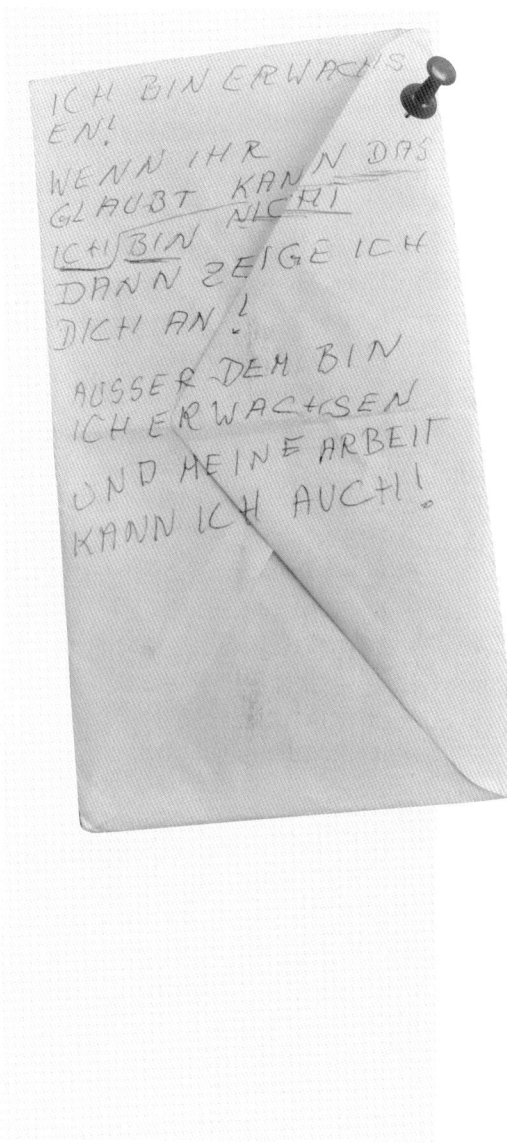

> **Heimunterbringung und Konflikte**
>
> Der Übergang in die stationäre Pflege ist zum einen mit großer Erleichterung verbunden, die Belastung wird geringer. Zum anderen ist das Freiheitsgefühl oft mit schlechtem Gewissen oder Reue gepaart. Immer wieder drängt sich die Frage auf: „Habe ich als Sorgeverantwortlicher versagt?"
> Die Betreuerrolle haftet den Angehörigen auch nach der Übersiedlung des Pfleglings ins Heim oft noch an. Zwar verringert sich bei den Angehörigen die Belastung deutlich, weil tägliche Hygieneaufgaben wie Toilettengänge, Windelwechseln, Baden und Füttern entfallen. Ihre Vorbehalte, Ängste und Schuldgefühle bleiben aber bestehen. Insgesamt ist ihre Stimmungslage sehr unbestimmt und gemischt.

„Wie soll es jetzt weitergehen?"
Phase 7: Aufgeben der Rolle

Das Aufgeben der Rolle des pflegenden Angehörigen kann unter anderem aus eigener Entscheidung, wegen Übergabe an eine andere Person (z. B. 24-Stunden-Betreuung) oder wegen des Umzugs ins Pflegeheim erfolgen. Meist aber beendet leider der Tod des Pflegebedürftigen die oft langjährige Betreuung und Pflege.

Diesen endgültigen Abschied erleben viele Sorgeverantwortlichen als zwiespältig. Einerseits ist da die Trauer und andererseits ist es für sie eine Erleichterung, weil der Angehörige nicht mehr zu leiden hat und die andauernde Belastung wegfällt. Das Wohlbefinden und die Gesundheit verbessern sich damit meist deutlich. Frühere Freiräume tun sich wieder auf, die verstärkt ein Leben nach eigenen Bedürfnissen ermöglichen. Diese haben die Pflegenden meist hintangestellt, um stattdessen die Ansprüche des Pflegebedürftigen zu erfüllen.

Die Belastungen wirken noch nach

Freilich muss auch unterstrichen werden, dass viele Pflege-Beziehungen menschlich bereichernd und sinngebend sind und auch die Persönlichkeit des pflegenden Angehörigen durch diese spezielle Erfahrung reift. Das entstehende Vakuum und das nachvollziehbare Gefühl der Trauer wegen des Verlusts eines geliebten Menschen sind nicht unerhebliche Stressfaktoren. Zusätzlich entstehen oder verstärken sich mitunter Schuldgefühle: Persönliche Probleme lassen sich nicht mehr klären oder aufarbeiten, mögliche Konflikte nicht mehr bereinigen.

Unterstützungsmaßnahmen

Gerade in dieser Phase brauchen pflegende Angehörige psychologische Begleitung, um im Sinn einer gelingenden Trauerarbeit „abschließen" und wieder offen für Neues sein zu können. Gezielt sollten in dieser Phase vorbeugende Maßnahmen getroffen und Entlastungsstrategien entwickelt werden, um die Betroffenen vor belastenden Nachwirkungen der Pflege und Betreuung zu schützen.

In welchen Bereichen ist in dieser Phase eine Neuorientierung notwendig? Wohin kann man sich wenden? Soweit pflegende Angehörige noch im arbeitsfähigen Alter sind bzw. im aktiven Berufsleben stehen, ist eine Karriereberatung durch Experten ratsam. Der Betroffene kann sich zum Beispiel auch seine langjährige Pflege- und Betreuungserfahrung zunutze machen und sich in Vereinen oder in Selbsthilfegruppen für pflegende Angehörige engagieren.

Wer Schwierigkeiten hat, abgebrochene Kontakte zu Verwandten, Freunden oder Gemeinschaften wieder aufzunehmen, sollte sich an einen Psychologen, Psychotherapeuten oder Lebens- und Sozialberater wenden. Mit externer Hilfe lassen sich bestimmt Lösungen finden, aber auch eingefahrene Denk-, Kommunikations- und Verhaltensmuster hinterfragen und ändern.

Pflege zu Hause oder stationär?

Viele pflegende Angehörige und Demenzkranke stehen auf dem Pflegeweg irgendwann vor dieser schwierigen Entscheidung: Ist die Pflege im Haus/in der Wohnung des Betroffenen weiterhin möglich? Ist das Zuhause des Angehörigen vielleicht eine Option? Oder bleibt nur eine Betreuung in einer stationären Pflegeeinrichtung übrig? Die meisten

---

Fragen rund um den Umzug

- Kann ich weiter meiner Arbeit nachgehen, wenn ich den Demenzkranken zu Hause pflege (und ihm damit seine vertraute Umgebung erhalte)?
- Findet sich in diesem Fall geeignetes Pflegepersonal und wird es der Betroffene akzeptieren?
- Geht mein Verständnis von Verantwortung so weit wie das meiner Eltern/meines Ehepartners? Werden sie/wird er es akzeptieren?
- Was sagen meine Verwandten, Freunde und Nachbarn zur Übersiedlung ins Heim?
- Darf ich mir von meinen nächsten Verwandten wie Geschwistern, Kindern oder vom Ehepartner Hilfe erwarten?

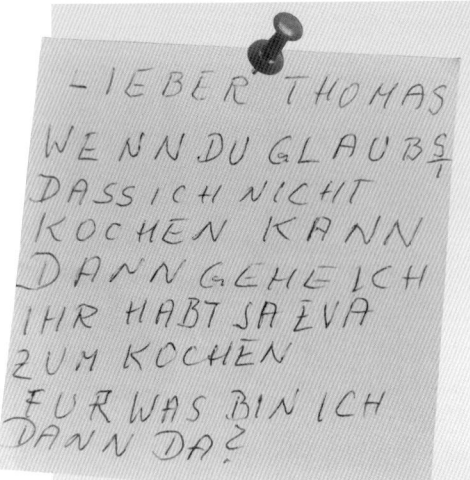

von uns möchten aus einem persönlichen Motiv heraus oder weil sie sich familiär dazu verpflichtet fühlen, dem Erkrankten das vertraute Umfeld bewahren.

Eine gute Lösung bietet in diesem Fall die systemische Beratung: Mit allen Beteiligten – einschließlich des Patienten, wenn möglich – wird ein Gespräch arrangiert, um die Situation aus verschiedenen Blickwinkeln zu betrachten. Der pflegende Angehörige erfährt dabei: Ich habe zwar weiterhin rechtlich bei wichtigen Entscheidungen die alleinige Verantwortung oder eine Mitverantwortung, kann aber mit Unterstützung rechnen. Ein solides Unterstützungsnetzwerk stellt in derartigen Krisensituationen ein tragfähiges Fundament dar. Allen Beteiligten sollte dabei bewusst werden: Es gibt für diese Lage nicht optimale, sondern nur annehmbar gute Lösungen.

Innere Konflikte nach der Heimunterbringung

Der Wechsel des Patienten in eine stationäre Pflege ist für den pflegenden Angehörigen zunächst einmal mit großer Erleichterung und Entlastung verbunden, großer Druck fällt weg. Das Gefühl der Freiheit und Erleichterung ist manchmal allerdings auch mit schlechtem Gewissen oder Reue gepaart. Wiederholt drängt sich die Frage auf: „Habe ich als Sorgeverantwortlicher versagt?"

Viele Angehörige können sich von ihrer Betreuerrolle auch nach der Trennung vom Patienten nur schwer lösen. Belastung und Druck im Alltag sind zwar nun deutlich reduziert, mögliche Vorbehalte, Ängste und Schuldgefühle bleiben aber oft bestehen. Insgesamt sind sie einer unbestimmten, sehr gemischten Stimmungslage ausgeliefert.

Diese wechselnde Stimmung hängt nicht zuletzt mit dem Abwägen der Vor- und Nachteile einer Heimunterbringung des Patienten zusammen. Einerseits verliert der Erkrankte sein angestammtes Zuhause, andererseits kann auch für den pflegenden Angehörigen in diesem Moment ein „Zuhause" verloren gehen – zum Beispiel das Elternhaus oder die elterliche Wohnung, in dem sie oder er mit dem betreuten Elternteil bisher gelebt hat. Wurde der pflegebedürftige Mensch zuletzt beim Angehörigen daheim betreut, so kann diese Situation umgekehrt einen Wiedergewinn von „Zuhause" bedeuten. Sie kann aber vom betroffenen Elternteil auch als „Rauswurf" wahrgenommen werden.

Verantwortung wird spätestens nach der Heimunterbringung nicht mehr durch persönlich erbrachte oder in Zusammenarbeit mit einem Pflegedienst geleistete Pflege übernommen, sondern hat für den Angehörigen „nur" noch eine begleitende und kontrollierende Funktion.

Pflegende Angehörige eines Elternteils erleben es meist als befreiend, nicht mehr für die tägliche Versorgung und Pflege von Mutter oder Vater zuständig zu sein, sondern wieder „einfach nur Tochter oder Sohn" sein zu dürfen. Als wesentliche Aufgabe dabei sehen sie das Bewahren der gemeinsamen Geschichte und der emotionalen Beziehung, die sich durch die Pflege oft vertieft hat. Auch bisher distanzierte Elternteile wünschen sich oft diese Nähe und genießen sie. Die Beziehung zwischen Ehepartnern, Mutter/Tochter, Mutter/Sohn oder Vater/Tochter, Vater/Sohn bleibt nicht nur einfach bestehen, sie kann sogar wachsen.

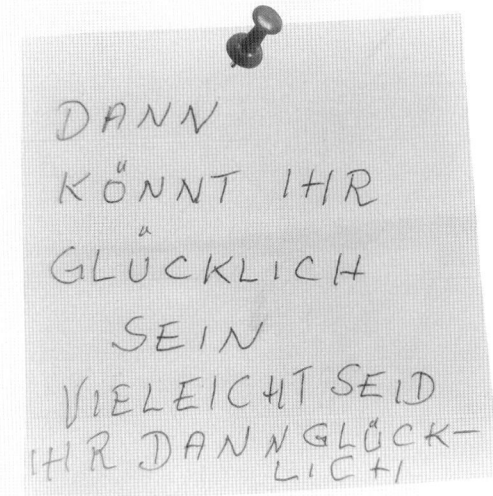

DANN KÖNNT IHR GLÜCKLICH SEIN VIELEICHT SEID IHR DANN GLÜCKLICH!

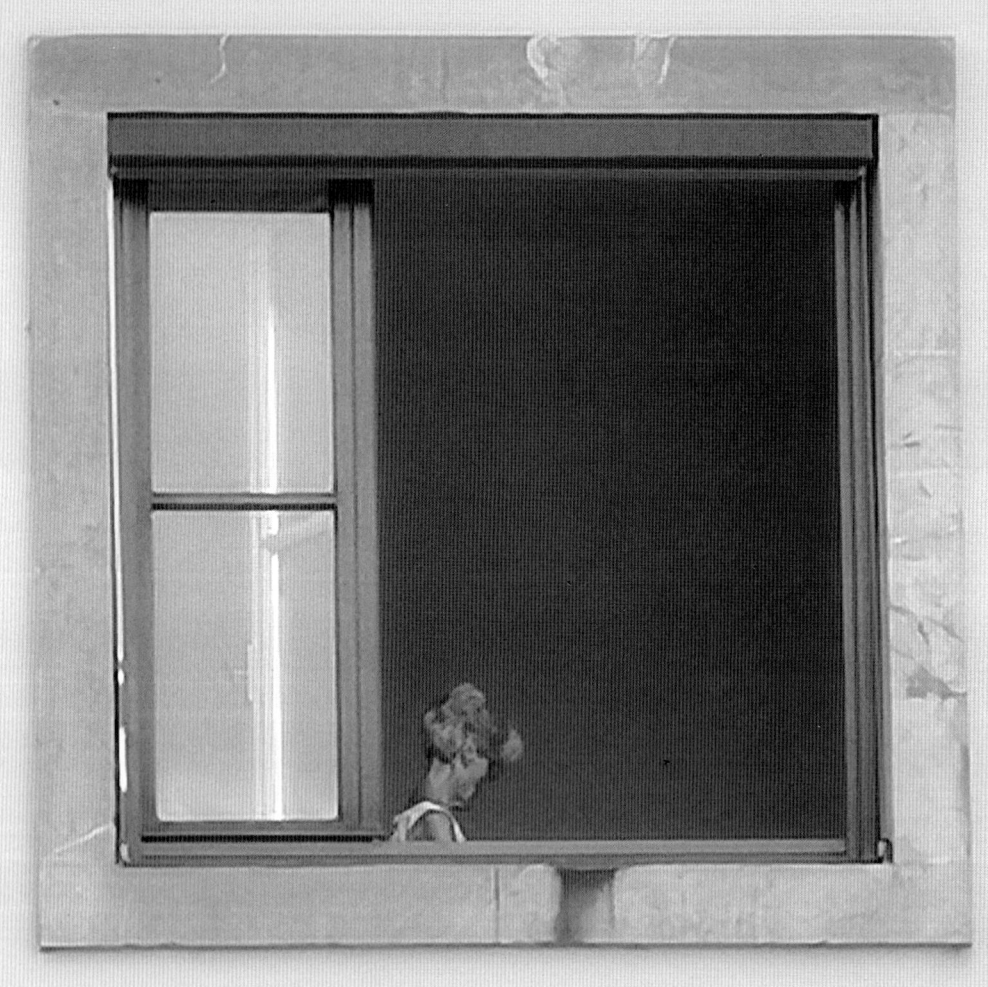

DER WEG ZUR PERSPEKTIVE
Beratung, die hilft

Der systemische Ansatz als Leitlinie

Wenn Demenz auch derzeit noch unheilbar ist, eines ist sicher: Ihr Verlauf ist von Höhen, Tiefen und uneindeutigen Symptomen geprägt. An einem Tag scheint es, als ob sich der Zustand des Erkrankten verbessern würde, am nächsten Tag wirkt der Patient, als ob er wieder Rückschritte gemacht hätte.

Diese Wechselbäder sind eine Herausforderung für pflegende Angehörige. Sie erfordern Verständnis, Geduld, Fingerspitzengefühl und Wissen, um angemessen und flexibel auf die jeweilige Situation reagieren zu können. Viele pflegende Angehörige wachsen in ihre Rolle und Verantwortung erst langsam hinein.

Psychosoziale Unterstützung, wie die systemische Therapie und Beratung, kann wesentlich zur Entspannung beitragen. Sie ist in der Lage, gewohnte Denk- und Verhaltensmuster, die für den Pflegeprozess und die Betroffenen von Nachteil sind, zu hinterfragen, aufzubrechen und zu verändern. Wie erwähnt, verhindert zum Beispiel die Scham vor einem Outing der Krankheit die so wichtige Früherkennung. Eine Diagnose in der Frühphase kann entscheidend dazu beitragen, schwere Verlaufsformen der Demenz hinauszuzögern oder sogar zu unterbinden. Auch die oft ungeliebte Übersiedlung in eine stationäre Pflegeeinrichtung wäre dadurch vielleicht weniger häufig nötig oder ließe sich hinausschieben.

Die systemische Beratung ist in allen 7 Phasen der PFLEGE-WEGE eine wichtige Begleitmaßnahme für pflegende Angehörige und ihre psychische Gesundheit. Weil der Verlauf der Demenz nicht vorhersehbar ist, ziehen sich für die Beteiligten auch der Abschied bzw. das Loslassen oft schmerzvoll in die Länge.

Wir haben keine Zeit zu verlieren

Die Demenz wird häufig dann zum Problem für uns, wenn wir mit den herkömmlichen Denkmustern und Einstellungen an die Herausforderungen herangehen. Wir fühlen uns wegen der Untauglichkeit dieser Strategien rasch hilflos. Solange der Pflegeweg eben und ohne Hindernisse verläuft, kommen wir mit unserem gewohnten mentalen Rüstzeug zurecht.

Der Weg gestaltet sich jedoch oft unerwartet holprig, steinig, wurzelig, steil und verschlungen. Hinter jeder Ecke oder Kurve lauert eine neue Gefahr, für die wir mitunter nicht gewappnet sind. Wenn in unserem Gepäck die nötige Ausrüstung nicht vorhanden ist, können wir als pflegende Angehörige Schaden oder Nachteile erleiden. Dies wirkt sich wiederum auch auf die Patienten und deren Wohlbefinden aus.

Positives verstärken, Belastendes mildern

Die systemische Beratung versucht ein möglichst ganzheitliches Bild der Lebenssituation pflegender Angehöriger zu entwickeln. Sie regt die Beteiligten dazu an, neue Lösungsansätze in Betracht zu ziehen, um damit den Handlungsspielraum zu erweitern. Auf diese Weise lassen sich zum einen positive Perspektiven eröffnen, wie das Erleben von Eigenständigkeit, Zufriedenheit und Freude am Leben. Zum anderen werden das Leid und die Belastung aller Betroffenen im System gemildert.

Systemische Beratung kann Ihnen als pflegendem Angehörigen helfen, sich stärker das eigene Verhalten gegenüber dem Demenzkranken bewusst zu machen und zu sehen, wie es dessen Gefühle und Handlungen beeinflusst, sowohl positiv als auch negativ. Was passiert, wenn Sie als Betreuungsperson beispielsweise gestresst sind und ungeduldig auf Ihren Schützling reagieren? Dieser spürt die Spannung und entwickelt mit Wahrscheinlichkeit Gefühle von Angst, Schuld, Depression oder ein problematisches Verhalten.

Vier Themen im Fokus

Mit den richtigen Fragen – und Antworten – lässt sich in der systemischen Therapie und Beratung genau dort „kratzen", wo es auch juckt. Rund um die Herausforderungen, mit denen pflegende Angehörige ständig konfrontiert sind, kristallisieren sich bei genauerer Betrachtung vier Themenfelder heraus:

Das erste betrifft die Familienkultur. Dabei geht es um die Atmosphäre, das Klima in der jeweiligen Familie und wie sie mit älteren Mitgliedern umgeht. Solche Dynamiken prägen auch die Gefühle und Handlungen des Patienten. Vier Merkmale sind dabei wesentlich (nach einem Modell der konstruktivistischen Familientherapie von Linda L. Viney et al. – siehe weiterführende Literatur): Achtung vor der Person und vor seinen moralischen Grundsätzen. Außerdem hat das ältere Familienmitglied innerhalb der Familie einen wichtigen Stellenwert und eine Funktion.

Ein weiterer Aspekt nimmt Bezug auf Entlastungsstrategien. Pflegende Angehörige suchen oft nach ihrer neuen Rolle und wollen diese auch mit der Familie klären. Herauszufinden gilt es unter anderem: Wo liegen für mich als pflegenden Angehörigen die Grenzen der Belastbarkeit? Wie baue ich Wissen über die Krankheit auf, aber auch über die Beziehungen aller Betroffenen? Nur auf solch einer soliden Basis lassen sich wichtige und richtige Entscheidungen im Pflegeprozess treffen. Diese Fragen werden in der systemischen Beratung ausführlich behandelt.

Die Selbstfürsorge darf nicht außer Acht gelassen werden. Daher lenkt die systemische Beratung das Augenmerk auch auf die Bedürfnisse des pflegenden Angehörigen. Sie hilft, Selbstüberforderung oder Überfürsorglichkeit zu verringern oder vorzubeugen, aber auch Schuldgefühle abzubauen, wie sie vor oder nach einer Übersiedlung des

Schützlings ins Pflegeheim auftreten können. Schließlich geht es darum, dass Pflegepersonen eigene, nachhaltige Lösungen finden. Die systemische Beratung versetzt Sie als pflegenden Angehörigen in die Lage, mit eigenen Antworten auf Ihre Probleme zu reagieren – anstatt von jemand anderem Antworten angeboten zu bekommen.

Die Antworten nicht vorwegnehmen

Ein Therapeut oder Lebens- und Sozialberater aus der systemischen Beratung hört sich die Anliegen des pflegenden Angehörigen in einer nicht wertenden, unterstützenden Weise an. Er nimmt nicht nur die Zweierbeziehung von Betreuer und Pflegebedürftigem oder den Spagat von Selbstfürsorge und Fürsorge in den Blick. Der systemische Ansatz hilft ebenso dabei, das Gleichgewicht mit den anderen Systemen wie der Familie herzustellen. Dazu gehört auch der ungeschriebene, seit jeher gültige Generationenvertrag: Die Eltern kümmern sich um ihre Kinder und werden im Gegenzug später von ihnen betreut, wenn sie alt oder krank werden. Dieser „Ausgleich", die „Wiedergutmachung" der elterlichen Fürsorge, ist bekanntermaßen der Hauptbeweggrund für die Pflegeübernahme.

So kann die systemische, externe Betrachtung dazu dienen, die unterschiedlichen Rollen der Familienmitglieder von Demenzkranken zu klären und zusammenzuführen. Damit können sich die Mitglieder gegenseitig unterstützen, Konflikte rund um die Demenzerkrankung lösen und ein ganzheitliches positives Szenario aushandeln und vereinbaren. An diesen Prinzipien des systemischen Ansatzes orientieren sich auch die in Folge im Buch dargestellten kreativen Methoden zur Problemlösungsfindung.

Systemische Interventionen

Die wichtigsten Fragen:
• Was bedeutet der Begriff „Demenz" für Sie?
• Was hat sich trotz Krankheit, Pflege, unterschiedlicher Meinungen und Vorwürfen innerhalb der Familie positiv verändert?
• Was hat sich für Sie selbst, für den Pflegebedürftigen und die Familie verändert?
• Welche Sichtweise nehmen die Mitglieder Ihrer Familie in welcher Phase der Erkrankung ein?
• Warum ist diese für Sie hilfreich?
• Wie sind Ihre Eltern mit Schmerz und Stresssituationen umgegangen?
• Wer in Ihrer Familie hat Krankheiten gut bewältigt?
• Wie hat diese Person das geschafft?

Und was sagt uns die Forschung?

Neben der Beschäftigung mit dem erfolgreichen systemischen Ansatz haben wir uns als Autorenteam auch zahlreiche Studien zur Situation pflegender Angehöriger angesehen und uns dabei nicht nur auf den deutschsprachigen Raum beschränkt.

Es wäre vor allem interessant, Studien über die Auswirkungen der Familiendynamik auf die Pflege sowie über die offensichtlich häufige Störung des Familienlebens im Zusammenhang mit Demenz einzusehen. Speziell die Literatur über die Beziehung zwischen familiären Faktoren und Auswirkungen auf die Pflegeperson ist noch überschaubar. Darüber hinaus gibt es auch nur wenige wissenschaftliche Arbeiten im Zusammenhang mit Familiensystemen und Altersforschung.

Viele Pflegende äußern den Wunsch nach einer Familienberatung. Bis vor einigen Jahren vermittelte man wissenschaftlich begründetes Wissen über Demenz eher in Gruppen, aber auch in Einzelgesprächen (Psychoedukation). Aus dem angelsächsischen Raum stammen etwa einige häufig zitierte „Klassiker" aus der Familientherapie für Betreuer von Demenzpatienten. Damit ließen sich Familien bei der Anpassung an die Herausforderungen der Pflege unterstützen.

Internationaler Vergleich

Die Auseinandersetzung mit den Problemen pflegender Angehöriger hat in Ländern wie Großbritannien, den USA und Australien offenbar früher begonnen als bei uns. Zumindest gibt es dort bereits bewährte Angebote, die ebenfalls den Aspekt der „Journey" (Reise) betonen und zwischen unterschiedlichen Pflegephasen bzw. Weg-Etappen unterscheiden.

Im deutschsprachigen Raum erschien 2009 ein fundiertes Werk zum Thema Pflege und systemische Beratung: „Welche Beratung brauchen pflegende Angehörige" von Volker Allwicher. Darauf wird auch in Fachkreisen häufig verwiesen. Aufschlussreiche Erkenntnisse für unsere Themen lieferte zudem das Buch „Eindeutig uneindeutig – Demenz systemisch betrachtet" (2018) von Ursula Becker, Christian Hawellek und Renate Zwicker-Pelzer. Erwähnenswert ist in diesem Zusammenhang auch ein Beitrag von Josy Fischer-Johannsen und Johannes Johannsen zur systemischen Therapie und Beratung für Familien mit Demenzkranken, erschienen 2011 in der Zeitschrift „Familiendynamik". Der Text gibt uns auch heute noch wertvolle Einblicke in die Arbeit an der Methodenentwicklung.

All diesen Werken ist eines gemein: Sie betonen, dass systemische Therapie und Beratung die pflegenden Angehörigen nicht nur psychisch entlastet, sondern dass sie auch die mit der Pflege oft verbundenen familiären Konflikte verringert. Familienbasierte Interventionen haben sich auch schon bei der Prävention, Behandlung und Bewältigung verschiedener psychischer Störungen wie Schizophrenie und bei Drogenmissbrauch als wirksam erwiesen.

Seit einiger Zeit gibt es auch Belege dafür, dass die systemische Arbeit mit Familien bei der Behandlung und Bewältigung von Erkrankungen wie Kinderasthma und Diabetes, Adipositas und Anorexia nervosa wirksam ist.

Bleibende Belastung

Weiterhin zeigen Forschungen, dass die körperliche und psychische (Über-)Belastung pflegender Angehöriger häufig ausschlaggebend dafür ist, demenzkranke Menschen in eine Langzeitpflegeeinrichtung zu überstellen. Das allein wäre noch nicht überraschend, bedenklich ist vielmehr, dass sich an der psychischen Belastung pflegender Angehöriger von Demenzkranken nach deren Übersiedlung ins Heim wenig ändert. Die Autoren Bramble, Moyle und McAllister merken an, dass sich dieser Druck als Unzufriedenheit mit den eigenen Pflegeleistungen äußert. Als erwiesen gilt auch, dass die besagte Übersiedlung des Patienten bei pflegenden Angehörigen auch mit Gefühlen wie Schuld, Wut, Verzweiflung und Ärger einhergehen kann. Der Umzug ihres Schützlings markiert für die Pflegenden einen Wendepunkt, wobei sich der Großteil der Pflegenden weiterhin für den Demenzkranken besonders verantwortlich fühlt.

Die internationale Forschung bescheinigt den pflegenden Angehörigen von Demenzkranken generell eine besonders hohe psychische Belastung. Im Sinn einer systemischen Beratung wäre es wünschenswert, gewisse Faktoren dieser Belastung herauszufinden und deren Auslöser zu beleuchten. Die Methode der PFLEGE-WEGE ist so angelegt, dass sie in geordneter Weise diesen Phänomenen auf den Grund geht.

Kommen Verbesserungen?

Obwohl alle diese Studien unisono die starke Belastung der Betreuerinnen und Betreuer von Menschen mit Altersdemenz belegen, gibt es zumindest bei uns bislang nur wenige effektive Unterstützungsangebote. Glaubt man jedoch der Politik bzw. den Ankündigungen von Reformen, um pflegende Angehörige zu unterstützen, dann soll sich das im deutschsprachigen Raum bald ändern.

Auf die Vorbereitung kommt es an

Ingrid Gutenthaler aus unserem Autorenteam nahm sich für ihre Masterarbeit das Pflegethema aus der Perspektive betroffener Töchter von demenzkranken Müttern vor. So befasst sich ihre Forschungsfrage zunächst mit den Folgen, die sich bei Töchtern nach dem Umzug ihrer Mütter in eine Pflegeeinrichtung ergeben. Dieser Veränderung geht oft ein langwieriger Prozess voraus, der von Konflikten geprägt ist. Das zeigt sich auch im empirischen Teil ihrer Arbeit: Narrative Interviews wurden einer zusammenfassenden Inhaltsanalyse unterzogen. Dabei traten einige Tendenzen hervor, die für die systemische Beratung von pflegenden Angehörigen von Belang sind, wenn es darum geht, deren Lebenssituation zu verbessern.

Vorrangig ist es, die Pflegenden so früh wie möglich auf die späte, schwierige Phase vorzubereiten; darauf, dass die Pflegebedürftigkeit einmal einen sehr hohen Grad erreichen wird, der keine Alternative zur Unterbringung des Patienten in einer Pflegeeinrichtung zulässt. Je stärker bei diesem Prozess die einzelnen Familienmitglieder mit eingebunden sind und je intensiver der Austausch mit der Pflegeeinrichtung ist, desto geringer ist in weiterer Folge die Belastung für die Töchter. Diese suchen für ihre Entscheidungen aktiv nach Informationen und treffen eine für sie nützliche Auswahl. Die systemische Beratung kann nötige Veränderungen unterstützen und die psychische Belastung mindern.

Das Hauptaugenmerk dieser Studie liegt auf dem Entscheidungsprozess an sich und den damit verbundenen Gewissenskonflikten.

Wie können wir Konflikte vermeiden?

Als integratives Modell für diesen Weg, den Betroffene unweigerlich gehen, dient unser Konzept der PFLEGE-WEGE, das, wie bereits erläutert, die Ressourcen zur psychischen Gesundheit der pflegenden Angehörigen in den Vordergrund rückt.

Die häufig beobachteten Auswirkungen einer Heimunterbringung von Demenzkranken auf die pflegenden Angehörigen legen es nahe: Das Augenmerk künftiger Forschung sollte auf die Zusammenarbeit von Angehörigen und Mitarbeitern der Pflegeeinrichtungen gelegt werden. Daraus lassen sich Fragen ableiten, deren Antworten wiederum dazu beitragen könnten, dass es in der Zusammenarbeit zwischen diesen beiden Gruppen zu weniger Konflikten und Belastungen kommt.

Systemrelevante Fragen

In Zukunft wird es immer schwieriger werden, Mitarbeiterinnen und Mitarbeiter für den Pflegebereich zu akquirieren oder auch längerfristig an eine Einrichtung zu binden. Dazu kommt, dass viele Angehörige in ihrer Pflegerolle zutiefst verunsichert sind und ihre Probleme laufend in die Pflegeeinrichtung tragen – Konflikte mit dem professionellen Pflegepersonal könnten also die bereits prekäre Situation weiter verschärfen. Die Arbeit der zumeist ohnehin überlasteten Mitarbeiter wird dadurch zusätzlich erschwert.

Lösungsansätze

Wünschenswert wären Studien bzw. Erhebungen, die die Qualität der Pflege und das Befinden der Demenzpatienten im Zusammenhang mit diesen Tendenzen bewerten. Damit könnte man Angehörigen eine solide Grundlage für ihre Überlegungen bieten. Die Beschäftigung mit diesem Thema würde auch verhindern, dass in der ersten Phase nach der Übersiedlung in ein Heim bestimmte Aufgaben doppelt oder gar nicht ausgeführt werden. Dies ist gerade vor dem Hintergrund mangelnder Ressourcen im Pflegebereich wichtig.

Ein weiterer Gesichtspunkt zum Thema Beratung pflegender Angehöriger sollte in den Fokus der Forschung rücken. Eben weil entsprechende wissenschaftliche Untersuchungen fehlen, lassen sich Betroffene nur schwer davon überzeugen: Beratungsangebote sind nützlich und reduzieren emotionale Belastungen. Die Angebote für Gruppen von pflegenden Angehörigen in Langzeitpflegeeinrichtungen sollten ausgebaut werden. Pflegefachkräfte könnten dabei als Moderatoren und Koordinatoren auftreten, um die Gruppendynamik dieser Angehörigengruppen zu fördern und die Verbreitung von Fehlinformationen zu unterbinden.

Die in diesem Kapitel erwähnten Quellen finden Sie auf der letzten Doppelseite dieses Buches.

Eigene Forschung

Im Zuge ihres Studiums an der Sigmund Freud Privatuniversität hat sich die Co-Autorin dieses Werks, Ingrid Gutenthaler, die selbst einen demenzkranken Angehörigen mitbetreut, mit den entsprechenden Belastungen von Pflegenden befasst. Ihre Masterarbeit mit dem Titel „Die Unterbringung in einer Betreuungseinrichtung als belastende Erfahrung pflegender Töchter von demenzerkrankten Müttern" hat sie im Juni 2020 abgeschlossen.

Eine wesentliche Erkenntnis ihrer Arbeit bestand darin, dass insbesondere bei der Frage nach einer stationären Heimunterbringung den Professionisten des Pflegesystems eine wichtige Funktion zukommt: Sie lassen ihre Erfahrungen einfließen und bestärken die Angehörigen dadurch in ihrer Bereitschaft zur Veränderung.

Generell haben die Informationssuche und -aufbereitung große Relevanz für die Herausforderungen, mit denen pflegende Angehörige konfrontiert sind. Die Forschungsarbeit umfasst neben dem Vergleich einschlägiger Literatur auch aufschlussreiche narrative Interviews mit betroffenen Töchtern.

Kreative Methoden
Ein neues Problemlösungsverständnis

Gestalten Sie Ihr Leben!

Wenn wir uns für den Methodenbaukasten der PFLEGE-WEGE entscheiden, dann stehen wir meist am Beginn eines Weges. Damit daraus eine erfüllende Reise wird, brauchen wir auch ein oder gar mehrere Ziele. Man kann diese direkt ansteuern oder in Etappen absolvieren.

Natürlich gibt es auch den mehr oder weniger ziellosen Müßiggang, das Flanieren, das über Um- und Abwege ebenfalls neue Erkenntnisse bescheren kann. Wir Autoren halten auch dies für enorm wichtig, weshalb wir diese „Freiheit" über alles stellen und als übergeordnetes Ziel definieren. Wir sind davon überzeugt, dass jeder Mensch immer wieder eine Auszeit von seinem oft allzu strukturierten Alltag benötigt.

Der Sinnfrage entkommt niemand

Der Alltag kann an den Kräften zehren, und genau deshalb ist es so wichtig, mit seinen Ressourcen zu haushalten und sich auf dem Pflegeweg nicht zu verausgaben. In diesem Bereich des Lebens sollten Sie als pflegender Angehöriger Orientierung finden, einen Sinn in Ihrer Tätigkeit sehen und sich nicht unnötig auf Nebenschauplätzen aufhalten. Nur dann können Sie die Phasen der verdienten Muße auch wirklich genießen – und Sie werden mehrere solcher Phasen erleben.

Life-Design für pflegende Angehörige

Um überhaupt Orientierung zu schaffen, benötigen wir als pflegende Angehörige zuerst einen Überblick. Wir müssen uns sozusagen auf eine hohe Warte stellen, das Terrain überblicken und uns ein Bild von der Gesamtsituation machen. Erst dann ist es möglich, uns zu orientieren, gewisse Routen festzulegen oder den einen oder anderen Weg auszuschließen, weil er nirgendwohin führt oder zu anstrengend ist.

Damit Sie sich als pflegender Angehöriger diesen Überblick verschaffen können, steht eine Reihe von Methoden zur Verfügung. Diese sind an jene kreativen Techniken angelehnt, wie sie auch bei Designprozessen zum Einsatz kommen. Warum? Weil diese Techniken immer die Sichtweise der Betroffenen einnehmen – im Designbereich ist dies der Nutzer – und weil sie extrem lösungsorientiert sind.

In Kombination mit dem bereits beschriebenen systemischen Ansatz der psychosozialen Beratung sind diese Life-Design-Ansätze ein sehr wirkungsvolles Instrument. Sie wurden an den Universitäten Stanford und St. Gallen entwickelt und werden

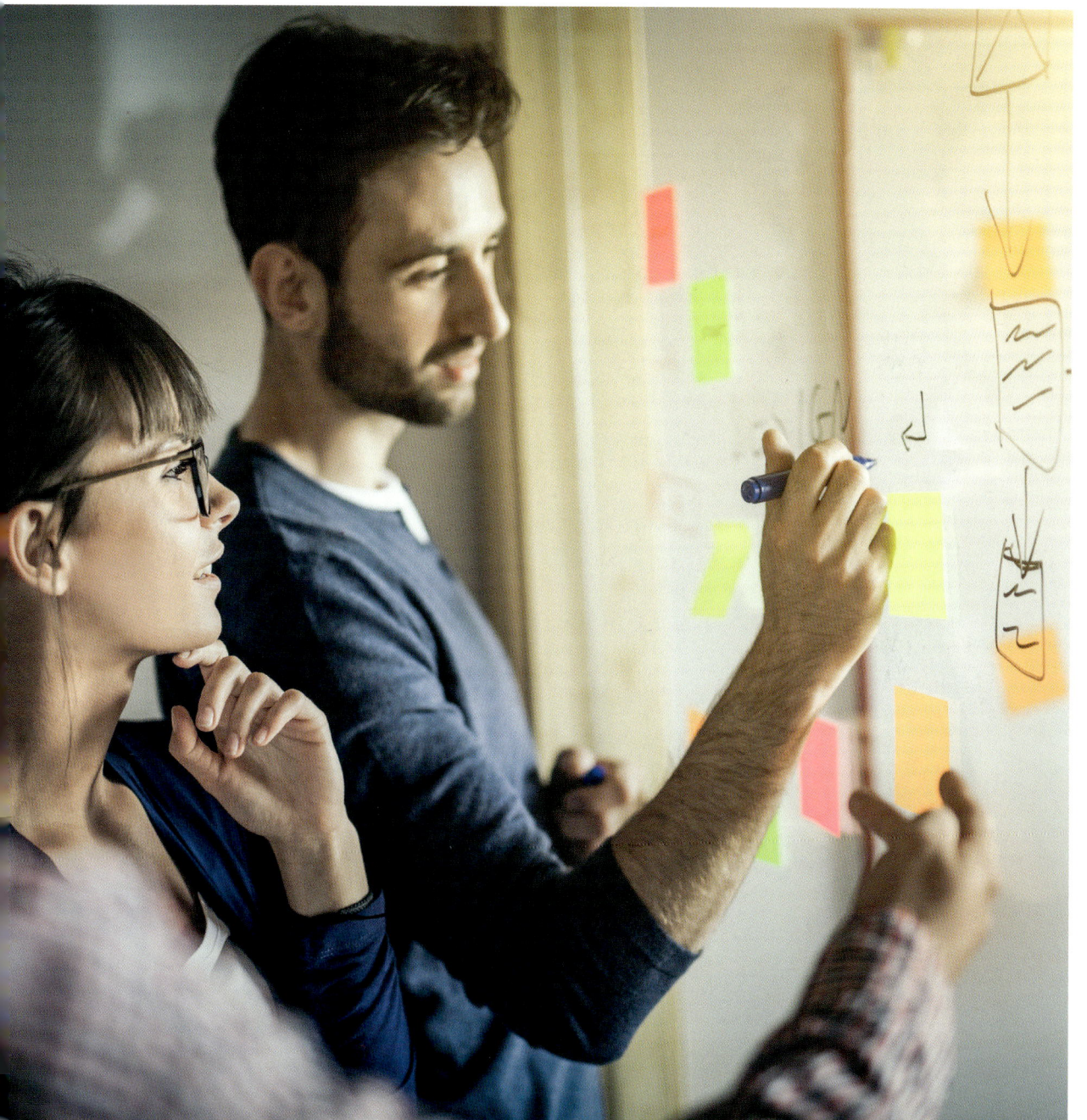

CANVAS

Name:
Pflegephase:
Berater:

Barrieren

- Angst vor Konflikten mit Mutter
- Ego
- Was ist, wenn ich etwas falsch mache?
- Mann fühlt sich vernachlässigt
- Ängste
- Selbstzweifel
- "es" nicht wahrhaben wollen
- BIN NICHT GESCHULT
- zu wenig Zeit

Commitment

- "Kindrolle" aufgeben
- keine langen Urlaube mehr
- Weniger Zeit für meine Hobbies
- kann wenig unterwegs sein
- Mutter öfter mal recht haben lassen
- ich brauche Unterstützung von meinem Mann
- Kinder müssen selbstständig werden

von einem der Autoren schon seit Jahren angewendet. Mit ihrer Hilfe lassen sich Wege einschlagen, die vorher vielleicht noch niemand angedacht hat.

Das Ganze im Auge

Insbesondere für Sie als pflegenden Angehörigen eignen sich diese Methoden, da sie zu Problemlösungen gelangen, und nicht nur das. Die Auseinandersetzung mit den Themen an sich zeigt bereits, welche Wertschätzung Sie tatsächlich verdienen.

Im Rahmen dieser Methoden werden Sie sich also intensiv mit Ihren Bedürfnissen, Wünschen, Werten und Fähigkeiten sowie Ressourcen auseinandersetzen. Sie werden ein ganzheitliches Bild Ihrer Situation entwickeln, und Sie werden sehen, dass Sie Teil eines Prozesses sind, bei dem sich dieses Bild immer wieder verändern wird. Wenn Sie fokussiert und strukturiert an die Veränderungen herangehen, werden Sie all die Herausforderungen, die auf Sie zukommen werden, bravourös meistern.

Vergessen Sie den Plan!

Mithilfe dieser Methoden und der Positiven Psychologie, die dafür das Fundament bildet, werden Sie nicht wie ferngesteuert agieren und eine Etappe nach der anderen einfach über sich ergehen lassen. Vielmehr gelangen Sie zu einer Haltung von Versuch und Irrtum, um Ihre Gestaltungsspielräume bestmöglich auszufüllen. Es geht bei diesen Methoden also nicht darum, einen kompletten und somit komplexen Plan zu entwickeln. Angesichts aller Erlebnisse und Erfahrungen auf Ihrem Weg würden Sie mit einem derartigen Masterplan nicht zurechtkommen. Ihre Situation als pflegender Angehöriger ist meist viel zu prekär und im Detail unvorhersehbar, als dass Sie nach starren Regeln agieren könnten. Vielmehr sind Sie gefordert, jene Prinzipien zu erkennen, die für Sie stimmig und somit richtig sind. Diese versetzen Sie in jeder Situation in die Lage, auch spontan zu handeln.

Man lernt nie aus

Nur so kann es Ihnen gelingen, trotz der schwierigen Pflegesituation und widriger Umstände so viel wie möglich von sich selbst einzubringen. Sie werden sich von gewissen Illusionen verabschieden und offen dafür sein, laufend dazuzulernen und auch das Unerwartete für sich zu nutzen.

Diese kreativen Methoden eröffnen Ihnen den Zugang zu einer Denkweise, wie sie auch der systemischen Beratung entspricht: Durch einen schrittweisen Lernprozess und den damit verbundenen Erfahrungen schaffen Sie sich Ihre Realität. Diese gehen Sie laufend gedanklich durch, um die nächsten Schritte in Gang zu setzen. So tasten Sie sich innerhalb dieser Lernzyklen an Ihre passende Problemlösung heran. Und weil Ihr Weg in viele kleine Schritte zerlegt wird, können Sie auch experimentieren – und zwar ohne das Risiko einzugehen, sich in etwas zu verrennen.

Die Persona

Bereits zu Beginn dieser Methode stehen Sie als pflegender Angehöriger im Mittelpunkt: Die Technik der „Persona" zielt darauf ab, dass Sie sich selbst noch ein Stück weit besser kennenlernen. Als Begriff stammt „Persona" aus der Psychologie, er beschreibt die nach außen hin gezeigte Einstellung eines Menschen. Wie ein Schutz oder eine Maske dient sie uns zur sozialen Anpassung, wobei sie manchmal tatsächlich auch mit unserem Selbstbild übereinstimmen kann.

Was wollen wir wirklich?

Der Schweizer Psychiater C. G. Jung hat sich mit dieser Thematik intensiv befasst. Er beschrieb die „Persona" als einen Kompromiss zwischen uns als Individuen und der Gesellschaft über das, als was jeder Einzelne von uns erscheinen möchte. Unsere Vorstellung vom „Ich" ist demnach auch stark von der „Persona" geprägt bzw. von dem, was uns zu einem sozial verträglichen Wesen macht.

Auch das, was wir hinsichtlich unseres Verhaltens als „normal" ansehen, wird stark von der „Persona" beeinflusst. Ihre Eigenschaften ergeben sich durch Anpassung bzw. die Übernahme von gesellschaftlich erwünschten Vorstellungen. Wie wir als pflegende Angehörige allerdings wissen, geschieht diese Form der Anpassung an sogenannte „Gepflogenheiten" sehr stark auf Kosten unserer Individualität. Unser aufrichtiges „Wollen" ist dadurch

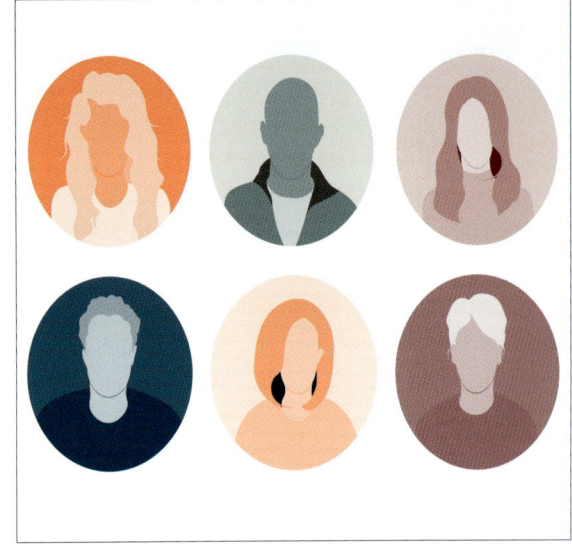

infrage gestellt. Wollen wir wirklich immer nur das Beste für unseren kranken Angehörigen, oder wollen wir in erster Linie andere nicht enttäuschen und unseren eigenen guten Ruf wahren?

Kennen Sie Ihre Persona?

Wie machen wir die „Persona" für uns sichtbar? In Workshops z.B. schauen wir uns an, welchen Lebensstil, welche Bedürfnisse und Werte Sie als pflegender Angehöriger haben. Warum? Ganz einfach, weil diese Merkmale Ihre Persönlichkeit ausmachen. Jeder Mensch reagiert angesichts einer bestimmten Situation aufgrund seiner Persönlichkeit unterschiedlich. Jeder hat andere Erfahrungen, lässt sich von anderen Faktoren motivieren und hat auch seine eigene Frustrationsgrenze.

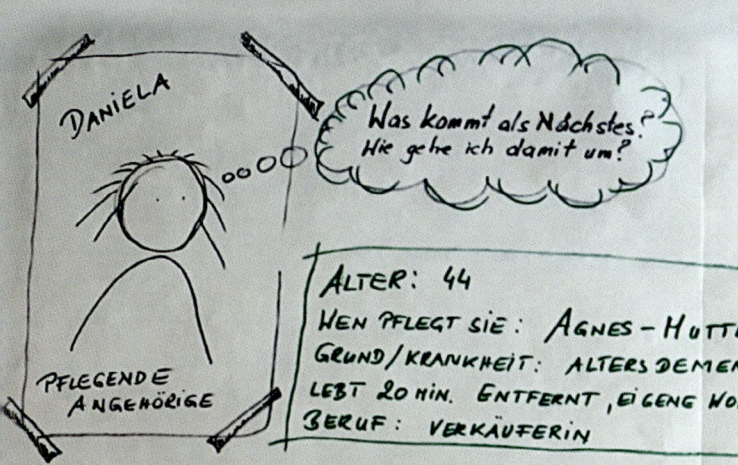

Gedankenblase: Was kommt als Nächstes? Wie gehe ich damit um?

ALTER: 44
WEN PFLEGT SIE: AGNES - MUTTER
GRUND/KRANKHEIT: ALTERSDEMENZ
LEBT 20 MIN. ENTFERNT, EIGENE WOHNUNG
BERUF: VERKÄUFERIN

- älteste Tochter der Familie
- fühlt sich verantwortlich für die Pflege der Mutter
- verheiratet, 2 Töchter (7 + 14 J.)
- arbeitet vollzeit in einem Kaufhaus
- hat seit jeher eine enge Verbindung zur Mutter
- gute gesundheitliche Verfassung
- geht zum Yoga und handarbeitet gerne
- schaut sich 1x/Woche einen Film mit der ganzen Familie an
- mind. 1x/Woche Besuch der Mutter → schauen, ob alles in Ordnung ist (20 min. Fahrzeit)
- Vorgesetzter weiß nichts über familiäre Verpflichtungen
- Teilt sich die Hausarbeit mit ihrem Partner

HERAUSFORDERUNGEN

* Zukunftsängste - "was kommt als Nächstes?"
* Balance zwischen Agnes und eigener Familie
* Die Situation abschätzen, wenn sie nicht vor Ort ist
* Herausfinden, was sie in Zukunft erwartet
* Alles tun, damit Mutter in Sicherheit ist
* Die Verbindung zur Mutter aufrecht erhalten
* Den Beruf wichtig nehmen
* Selbstfürsorge nicht vergessen!

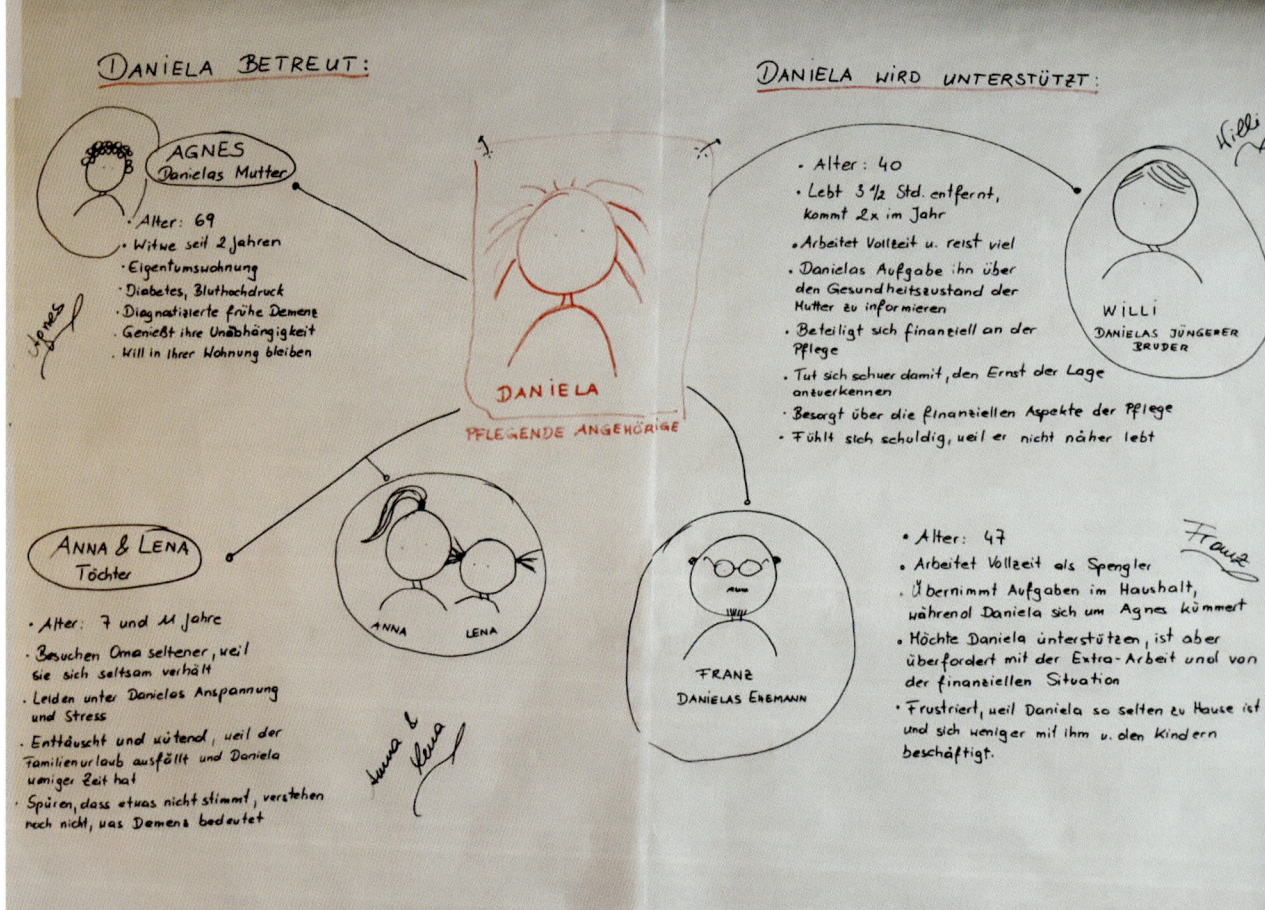

Die Eco-Map

Wenn wir einem Weg folgen, dann sind gerade in den mühsamen Phasen gute Begleiter sehr wichtig. Sie stellen uns Ressourcen zur Verfügung und können uns motivieren. Wer es auf seinem Weg weit bringen will, muss also gut aufgestellt sein. Er sollte zum Beispiel wissen, auf wen er sich wie auf einen Fels in der Brandung verlassen kann, wer vielleicht ab und zu eine gute Stütze ist und bei wem man sich die Mühe sparen kann, nach Rat und Hilfe zu fragen.

Wer sind Ihre Wegbegleiter?

Um all diese Fragen für Sie als pflegenden Angehörigen zu klären, gibt es die Eco-Map. Sie dient der Darstellung Ihrer persönlichen und sozialen Beziehungen zu Personen in Ihrer Familie und Ihrem Umfeld, etwa im Freundeskreis, in der Nachbarschaft, im Berufsleben oder in Vereinen. Die Eco-Map zeigt Ihnen, wie gut Sie wo vernetzt sind. Auf wen können Sie sich verlassen? Oder auch umgekehrt, wer übt Druck auf Sie aus, wer raubt Ihnen Ressourcen und legt Ihnen Steine in den Weg? Gemeinsam mit Beratern und Sozialarbeitern erfolgt daher bei der Erstellung einer Eco-Map eine genaue Analyse: Wer kann Ihren künftigen Weg in welcher Art und Weise mitgestalten? Welche Motivation geht von diesen Menschen aus bzw. wie gewinnen Sie diese Menschen in Ihrem Umfeld für die Unterstützung Ihrer Anliegen?

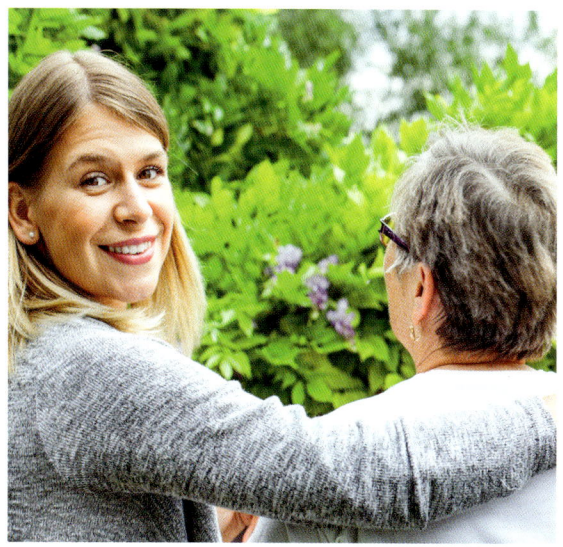

Eine Schatzkarte

Die Eco-Map ist – ähnlich einer Wegbeschreibung – eine ideale Voraussetzung für Ihre weiteren PFLEGE-WEGE. Man kann sie deshalb als eine „Schatzkarte" betrachten. Wir verbinden mit den Menschen, die in unserem Umfeld positiv wirken, auch ganz bestimmte Kompetenzen. Abgesehen von deren persönlichen Erfahrungen mit den PFLEGE-WEGEN, von deren Netzwerk und deren Ressourcen, gehört auch eine gewisse kritische Distanz zu jenen Umständen, die Sie gerade auf Trab halten, zu den Aspekten, die hilfreich für Sie sein könnten.

Die Journey

Bei dieser Methode steht der Aspekt der Reise – oder eben der PFLEGE-WEGE – im Zentrum. Die „Journey" bietet Ihnen als pflegendem Angehörigen aus Ihrem Blickwinkel die Möglichkeit, eine genaue Standortbestimmung vorzunehmen. Damit wird sichtbar, wie weit die Krankheit des Angehörigen bereits fortgeschritten ist bzw. welche kognitiven Beeinträchtigungen vorliegen und wie sehr sich dies auf Ihre Lebenssituation auswirkt. Die „Journey" orientiert sich voll und ganz an Ihren Wahrnehmungen. Ausgehend von dieser Analyse erlaubt uns die Methode der PFLEGE-WEGE, gemeinsam mit Ihnen die richtigen Prioritäten zu setzen. Gemeinsam machen wir jene Bereiche aus, in denen Sie Unterstützung aus dem System der Pflege- und Gesundheitsversorgung oder von anderen Professionisten einholen sollten.

Konkret kann die „Journey" u.a. dazu beitragen, dass es zu einer frühen und genauen medizinischen Abklärung der Demenzerkrankung beim Angehörigen kommt. Sie verhilft Ihnen auch zu einem tieferen Verständnis für Ihre eigene Belastung. Nicht zuletzt können Sie sich dank der „Journey" besser auf kommende Herausforderungen einstellen und mögliche Konflikte bewusst reflektieren.

Die Perspektive der PFLEGE-WEGE verschafft jene Orientierung, die wir als pflegende Angehörige benötigen, um uns schneller und besser an eine neue Situation anzupassen. Am Ende eines PFLEGE-WEGE-Workshops erhalten Sie für Ihren Pflegeweg eine Karte: Diese ist – auf der Basis einer realistischen Momentaufnahme – auf die verschiedenen Phasen des künftigen Pflegeprozesses ausgerichtet. Sie geht auf die jeweiligen Probleme ein, beleuchtet Konfliktpotenziale und zeigt emotional fordernde Umstände und schließlich mögliche Bewältigungsstrategien auf.

Der Weg, den Sie aller Voraussicht nach nun weitergehen, wird somit entlang der künftigen Etappen in den verschiedensten Facetten veranschaulicht.

5 x „Wie"

Um die Pflege-Reise konkret und lösungsorientiert durchzuführen, hat das Autorenteam fünf essenzielle Fragen für jede der sieben dargestellten PFLEGE-WEGE-Phasen erarbeitet. Diese ermöglichen Ihnen als pflegendem Angehörigen im Rahmen eines Workshops eine 360-Grad-Erfahrung:

1. Wie nehme ich meinen Angehörigen wahr? (Wahrnehmungen/Perceptions)
2. Wie interagiere und kommuniziere ich mit ihr/ihm? (Handlungen/Actions)
3. Wie fühle ich mich dabei? (Gefühle/Emotions)
4. Wie würde ich mich gerne dabei fühlen? (Veränderungen/Alternations)
5. Was brauche ich, um mich wirklich gut zu fühlen? (Bedingungen/Conditions)

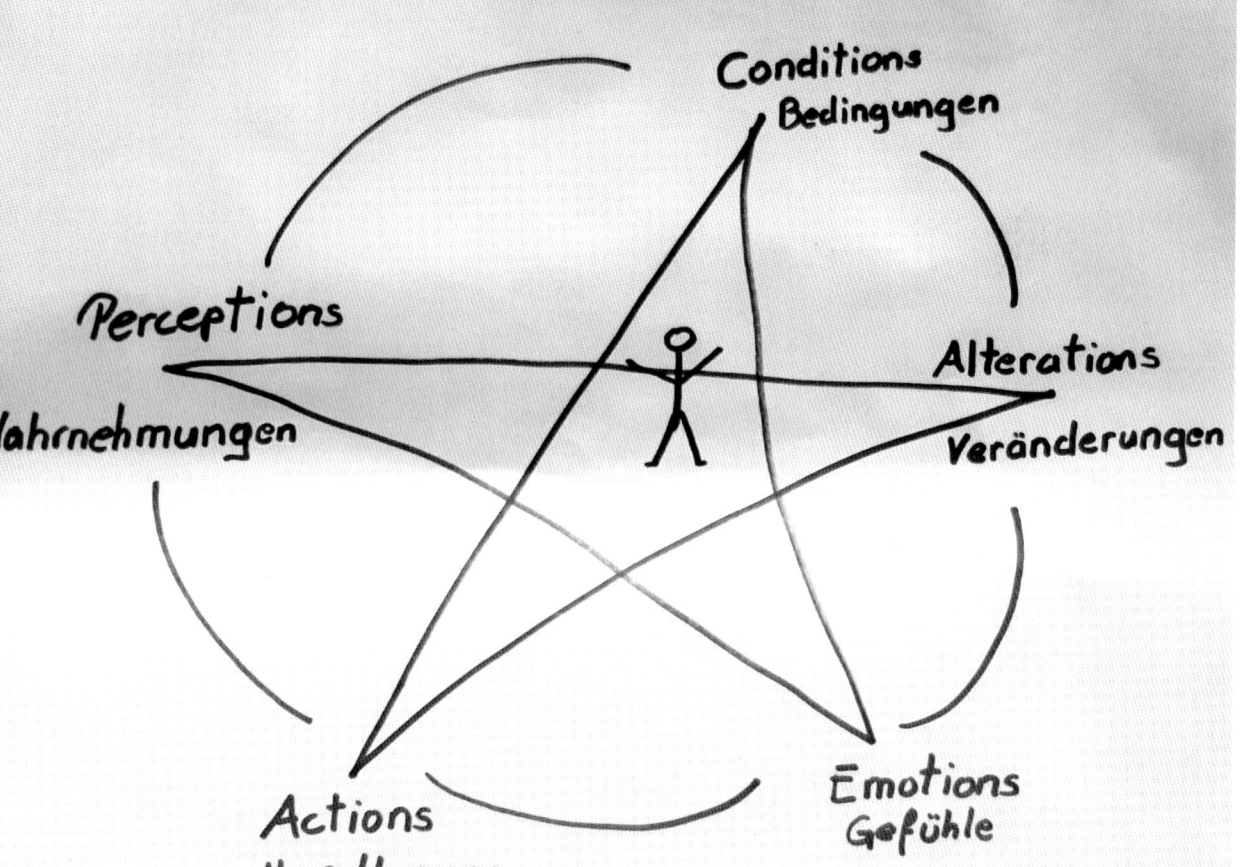

Barrieren
Was hindert mich als Angehörigen gegenwärtig daran, die Rolle eines Pflegenden anzunehmen? Mit welchen Schwierigkeiten habe ich zu kämpfen?

Commitment
Welche „Kompromisse" muss ich wahrscheinlich eingehen, um die Rolle als pflegender Angehöriger einzunehmen? Worauf werde ich eventuell verzichten müssen? Wer müsste dadurch ebenfalls Kompromisse eingehen bzw. wird durch meine neue Rolle tangiert?

Gratifikation
Was sind meine Erwartungen an die künftige Rolle als Pflegender? Welche Form der Dankbarkeit erwarte ich mir? Wie sollen andere über mich sprechen?

Sehnsüchte
Welche Ansprüche stelle ich generell an mein Leben? Welche Ziele, Werte, Wünsche und Sehnsüchte habe ich?

Eingangsverhalten
Wie sehe ich meine Rolle als pflegender Angehöriger? Was sehe ich generell in dem Menschen, den ich betreue? Was erlebe ich als positiv und was ist für mich frustrierend? Wie nehme ich mich wahr?

Erfahrungsstationen
Was sind meine bisherigen Erfahrungen als pflegender Angehöriger? Was hat sich bisher für mich dadurch verändert? > Pflege-Wege

Resultierendes Verhalten
Welche Einstellung zum Leben könnte sich – unabhängig von der Art und Dauer meiner pflegenden Rolle – durch diese Tätigkeit entwickeln? Welche konkreten Lernerfahrungen sind es, die später für mich nützlich sein könnten? Wie verändere ich mich als Mensch? Welche Entwicklungsziele könnte ich erreichen?

Rollenerwartung
Was denke ich, sind die Erwartungen des zu pflegenden Angehörigen mir gegenüber? Was erwarten die anderen Verwandten, Freunde und Bekannten von mir?

Versprechen
Welches Versprechen gebe ich mir gegenüber ab, um mich in meiner Rolle als Pflegender nicht selbst zu überfordern? Wo sind exakt die Grenzen, die ich für mich definiere, um stets motiviert und bei Kräften zu bleiben?

Didaktik
Welche didaktischen Hilfestellungen brauche ich, um meine Rolle als pflegender Angehöriger optimal wahrnehmen zu können? Welche Kurse, Beratungen, Bücher, Plattformen, Vereine könnten mir dabei helfen?

Netzwerke
Welche früheren Kontakte hatten bisher Einfluss auf meine Rolle als pflegender Angehöriger? Welche Unterstützung kann ich auch in Zukunft dadurch erhalten?

Ressourcen
Welche physischen und psychischen Ressourcen benötige ich, um meine Rolle als pflegender Angehöriger wahrzunehmen? Wo liegt für mich auch materiell die „Schmerzgrenze"? Welche Unterstützungsangebote nütze ich bereits und welche könnte ich noch wahrnehmen?

Impact
Welche konkreten Veränderungen erwarte ich mir durch die Unterstützung anderer? Wie soll die Situation aussehen, die sich durch diese Hilfestellungen einstellt? Welche Verbesserungen wären zu erwarten? Wie würde denn ein Wunder aussehen?

Erfüllung
Wie wird sich mein Leben nach der Erfüllung der Pflegerolle verändert haben? Wie kann ich an meine Ziele und Sehnsüchte im Leben anknüpfen?

Die Canvas-Methode

Für die Wahrnehmung der Rolle des pflegenden Angehörigen bieten wir als Autorenteam Ihnen nicht nur eine Orientierungshilfe, sondern einen kompletten und zusammenfassenden Überblick. Dazu haben wir als Kreativitäts- und Visualisierungstechnik den PFLEGE-WEGE-Canvas entwickelt. Er gibt den Teilnehmern unserer Workshops die Möglichkeit, die wichtigsten Aspekte der Rolle eines pflegenden Angehörigen rasch zu erfassen. Generell handelt es sich bei einem Canvas um ein vorgefertigtes Plakat, mit dem eine kleine Gruppe gemeinsam mit einem Coach arbeitet.

Der Canvas ist in verschiedene Flächen unterteilt. Jede der Teilflächen steht für einen zentralen Aspekt der Pflege, wie etwa unsere Erwartungen, die notwendigen Ressourcen oder unsere Grenzen. Die Anordnung der Teilflächen erfolgt vertikal nach einem hierarchischen Prinzip, das heißt, höhere Elemente steuern die weiter unten stehenden Elemente. Horizontal werden die Elemente meist nach logischer oder zeitlicher Abfolge von links nach rechts angeordnet. Dieser Verlauf steht für einen Prozess, für eine Reise bzw. den künftigen PFLEGE-WEG, den die Angehörigen vor sich haben. Man könnte auch alleine mit dem Canvas arbeiten, die Teamarbeit bietet jedoch mehr Vorteile. Man schafft damit einen Raum, in dem man gemeinsam Worte findet. Alle bekommen eine Stimme und erfahren untereinander Wertschätzung.

Der Canvas, der kann was

Die Canvas-Methode ist vor allem im Projektmanagement altbewährt und hat schnell Verbreitung und Anhänger gefunden. Mit ihrer Hilfe stellt eine Gruppe von Menschen mit unterschiedlicher Prägung und unterschiedlichen Erfahrungen eine gemeinsame Sicht auf den betrachteten Gegenstand her. Die sich daraus ergebenden Fragen führen dazu, dass die Beteiligten stets auf das Wesentliche fokussiert sind und nicht in allgemeine Diskussionen abdriften.

Lösungen werden sichtbar

Die Canvas-Methode steht in der Tradition vieler Ideen, wie man eine komplexe Aufgabe möglichst einfach zusammenfassen kann. Der wesentliche Vorteil aber besteht darin, dass nicht nur Fragen auftauchen. Direkt vor Ort werden auch Standpunkte und Erfahrungen ausgetauscht und Lösungsansätze sichtbar.

Meist sind die genaue Analyse eines Vorhabens und der Druck, rasch eine qualifizierte Entscheidung zu treffen, nur schwer vereinbar. Zum Beispiel verlaufen offene Diskussionen, wie sie in Selbsthilfegruppen stattfinden, oft unstrukturiert, wodurch wesentliche Punkte nicht berücksichtigt und unwesentliche Fragen ausschweifend behandelt werden. Die vorgegebene Gliederung des Canvas in Kombination mit dem beschränkten Platz unterstützt und beschleunigt dagegen die Zusammenstellung aller wichtigen Aspekte, in diesem Fall unserer PFLEGE-WEGE, da sie eine klare Aufgabenstellung vermittelt.

Emotion kann den Blick trüben

Durch die oft emotionalen Aspekte der Pflege birgt auch die Canvas-Methode eine Gefahr, nämlich, dass wir nicht immer einen objektiven Blick auf das Ganze haben und es zu Verzerrungen kommt. Das Gruppendenken könnte diese Unschärfe unabsichtlich noch verstärken. Bei der Verwendung eines Canvas ist es deshalb unbedingt erforderlich, dass Experten ergänzend zum erstellten Canvas die einzelnen Teilbereiche wie üblich genau analysieren. Abschließend sollten sie die Inhalte des Canvas so zusammenfassen, dass auch fragliche Dinge noch einmal offen diskutiert und geklärt werden können. Im Hinblick auf die Gruppendynamik und zugunsten der Übersicht wäre es angeraten, wenn nicht mehr als drei pflegende Angehörige gleichzeitig an einem Canvas arbeiten. Auch sollte darauf geachtet werden, dass wirklich alle Beteiligten zu Wort kommen können.

Vom Erlebnis geprägt

Wie sehr interdisziplinäre Arbeit bei der Entwicklung solcher Methoden helfen kann, zeigt der Umstand, dass der Canvas für pflegende Angehörige von einem für die Event-Wirtschaft abgeleitet wurde (Frissen, R. et al. 2016). Denn auch der Besuch einer Veranstaltung kann bzw. soll zu einem prägenden Erlebnis werden.

Die Heldenreise

Warum nur Soldaten oder Lebensretter als Helden bezeichnen? Ebenso bravourös und beachtenswert sind die Leistungen derer, die sich selbstlos um andere Menschen kümmern und dabei auch bereit sind, auf etwas zu verzichten. Das mag etwas pathetisch, befremdlich oder furchteinflößend klingen. Die Pflege hat nichts mit dem Erringen eines Siegs oder gar dem Erlangen von Weltruhm zu tun. Zwar geht es auch darum, dass wir einem Ruf folgen, idealistisch und uneigennützig handeln. Wir sollten bei unserer Reise aber immer wieder innehalten, um zu schauen, über welche Mittel wir gerade verfügen. Schauen, ob es für unsere Leistungen und Aufgaben, die sich kontinuierlich schwieriger gestalten, neue Verbündete gibt. Gemeinsamkeit und Einigkeit machen stark.

Die Methode der Heldenreise baut auf der Persona (auf Ihnen als Individuum), der Eco-Map (auf Ihren Kapazitäten), der Journey (auf Ihrer Orientierung) und der Canvas-Methode (auf Ihrem Überblick) auf. Diese Methode – der Positiven Psychologie folgend – kann Sie in jeder der sieben Pflegephasen unterstützen, motivieren und Ihnen Energie für die nächste Etappe geben.

Gemeinsame Muster erkennen

Im Sinn der PFLEGE-WEGE machen wir uns also auf eine Reise, die man durchaus mit einer Heldenreise (oder auch Heldenfahrt) vergleichen

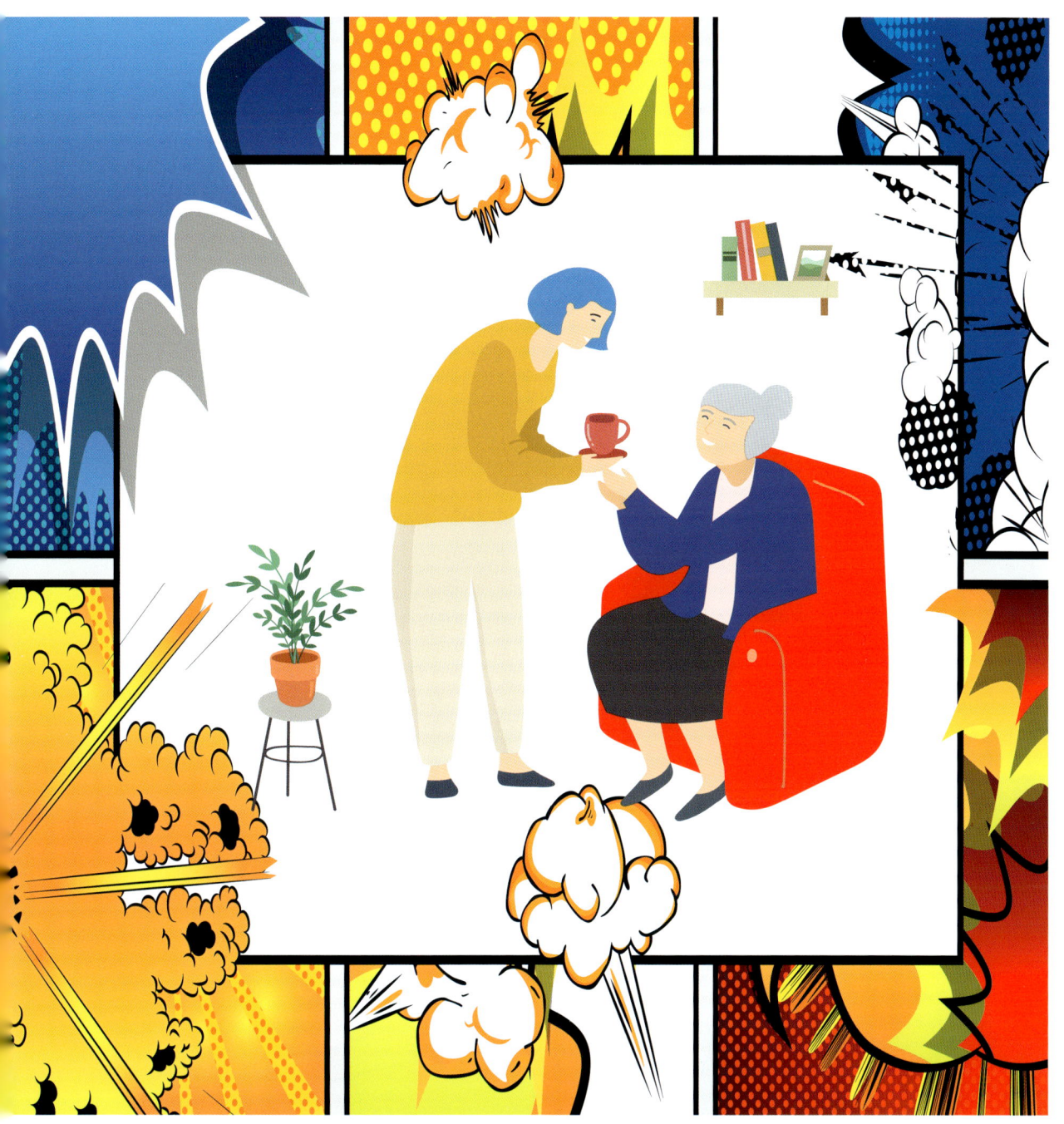

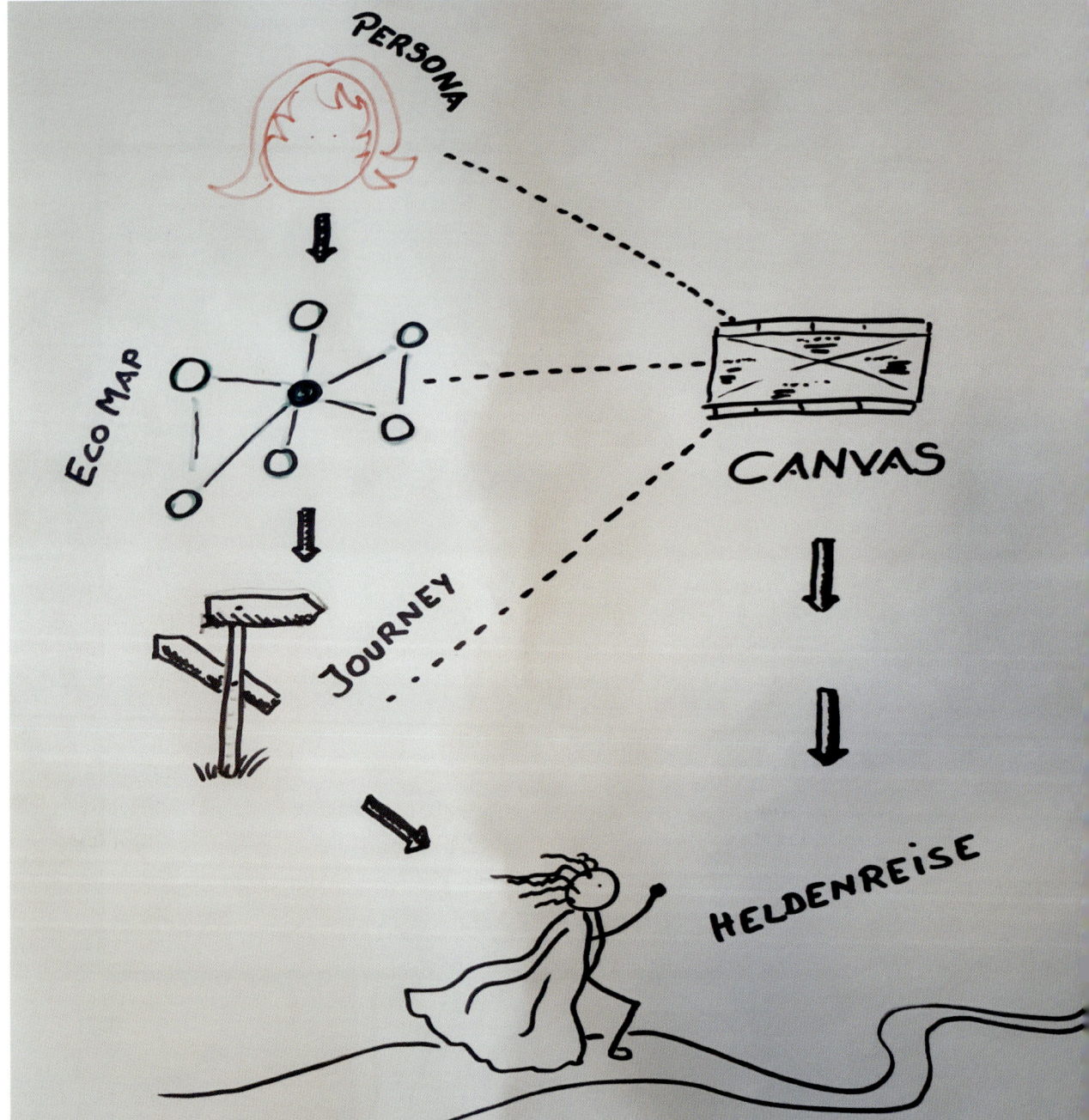

kann. Dabei handelt es sich um ein Grundkonstrukt typischer Figuren und Situationsabfolgen. Dieses ist in unzähligen Mythen, Erzählungen, Romanen, Filmen, im Theater oder auch in Videospielen zu erkennen. Der amerikanische Literaturprofessor und Mythenforscher Joseph Campbell hat dieses gemeinsame Muster innerhalb diverser Mythologien aus aller Welt erkannt und sich intensiv damit beschäftigt (siehe weiterführende Literatur).

Welchen Weg gehen Heldinnen und Helden?

Campbell zufolge hat eine typische Heldenreise folgende Stationen, die durchaus mit den künftigen PFLEGE-WEGEN eines Angehörigen zu vergleichen sind – auch ohne Kostüm und Schwert:

1. Der Ruf: Der Protagonist stellt sich auf die Pflegeaufgabe ein – entweder aus einem inneren Antrieb heraus oder von außen an ihn gerichtet.

2. Weigerung: Anfangs zögern die pflegenden Angehörigen – sie sind noch unschlüssig, das sichere, gewohnte Terrain zu verlassen. Sie verlieren dadurch auch an Freiheit.

3. Aufbruch: Man überwindet sein Zögern und macht sich auf die Reise. Erst wenn sich der Akteur auf den Weg macht, ist er ein Anwärter auf die Bezeichnung „Held".

4. Die erste Schwelle: Mit dem Aufbruch überschreitet der pflegende Angehörige bereits die Schwelle von der vertrauten Welt hinaus in die unbekannte Sphäre. Ein Zurück ist von nun an schwer möglich bzw. für ihn kaum mehr vorstellbar.

5. Weg der Prüfungen: Erste Hindernisse tauchen auf. Oft scheitert der pflegende Angehörige daran. Er steht aber wieder auf und geht weiter.

6. Helfer: Der Held trifft unerwartet auf einen oder mehrere Helfer, die seine Schwächen kompensieren und Ressourcen stellen.

7. Schwere Prüfungen: Der Held wird mit weiteren Prüfungen konfrontiert, meist mit steigender Schwierigkeitsstufe. Auch hier kann er mit Unterstützung durch andere Personen rechnen.

8. Höchste Prüfung (z.B. Entscheidung über eine Heimunterbringung): Diese offenbart sich häufig als Kampf gegen die eigenen inneren Widerstände und Illusionen.

9. Elixier: Endgültiger Übergang in den Heldenstatus. Man besteht die höchste Prüfung und erhält eine Belohnung, welche die Welt des Alltags, aus der man aufgebrochen ist, verändert. Diese Belohnung besteht meist in einer prägenden Erfahrung.

Superman, Batman & Co als Vorbilder

Hilfreich ist diese Form der Auseinandersetzung deshalb, weil Sie dadurch unterstützt werden, Ihre Vision zu adaptieren bzw. weiterzuentwickeln und weil damit auch Konflikte und Blockaden gelöst werden können. Darüber hinaus zielt diese Methode der Persönlichkeitsentwicklung auch darauf ab, dass Sie als pflegender Angehöriger weiterhin kontaktfähig bleiben.

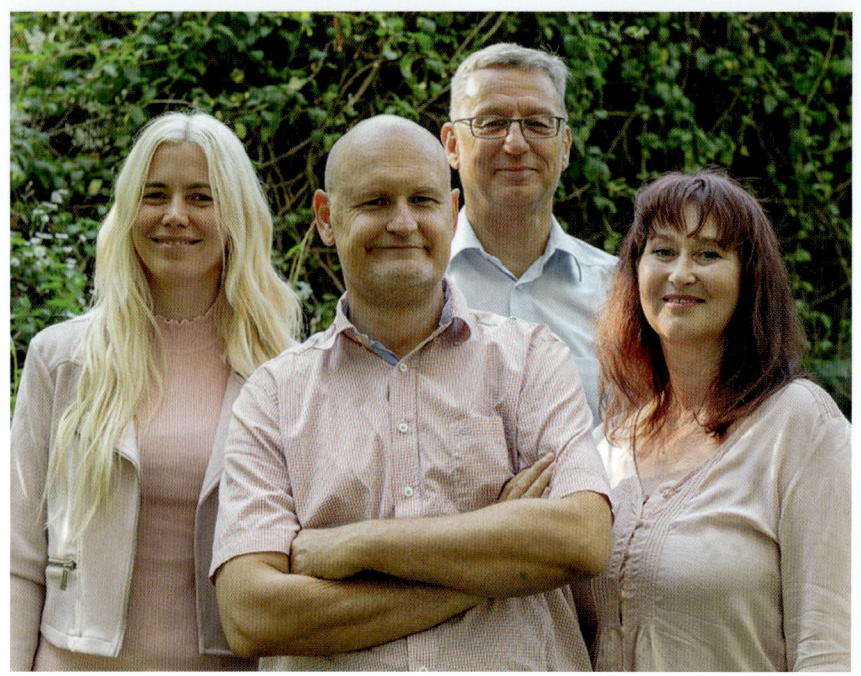

Das Autorenteam
Ingrid Gutenthaler,
Thomas Duschlbauer,
Walter Lanz,
Barbara Larcher (v. l.)

Mag. Dr. Thomas Duschlbauer, MA
Der Kommunikationswissenschaftler studierte in Wien und London und befasst sich mit innovativen Methoden aus dem Design-Thinking-Bereich. Lektor u.a. an der FH St. Pölten und FH OÖ am Campus Hagenberg. Vortragender an zahlreichen internationalen Konferenzen.

Ingrid Gutenthaler, MSc
Psychosoziale Beraterin mit Schwerpunkt in der Unterstützung von pflegenden Angehörigen. Absolventin der Sigmund Freud Privatuniversität. Teilnahme an Interventionen in Alten- und Pflegeheimen, mobile Beratung für pflegende Angehörige.

Mag. Walter Lanz
Soziologe, Trainer in der Erwachsenenbildung und Bildungsberater, Teilnahme an Interventionen in Alten- und Pflegeheimen.

Mag. Barbara Larcher
Coaching und Begleitung, Somatic-Experiencing-Trauma-Arbeit nach Peter Levine, systemische Strukturaufstellungen, Lebens- und Sozialberaterin (in Ausbildung unter Supervision).

Quellen bzw. weiterführende Literatur

Allwicher, V. (2009). Welche Beratung brauchen pflegende Angehörige – Konzeption einer bedürfnisorientierten Angehörigenberatung aus pflegewissenschaftlicher Perspektive. Books on Demand

Alzheimer's Disease International (2019). World Alzheimer Report 2019: Attitudes to dementia. London: Alzheimer's Disease International

Becker, U; Hawellek C.; Zwicker-Pelzer R. (2018). Eindeutig uneindeutig – Demenz systemisch betrachtet. Göttingen: Vandenhoeck & Ruprecht

Bramble, M., Moyle, W. & McAllister, M. (2009). Seeking connection: Family care experiences following long-term dementia care placement. Journal of Clinical Nursing, 18(22), 3118-3125. doi: 10.1111/j.1365-2702.2009.02878.x

Büker, C. (2009). Pflegende Angehörige stärken. Information, Schulung und Beratung als Aufgaben der professionellen Pflege. Stuttgart: Kohlhammer

Campbell, J. (1994): Die Kraft der Mythen. Bilder der Seele im Leben des Menschen. Zürich: Artemis & Winkler

Friesen, R. et al. (2016). Event Design Handbook. Systematically design innovative events using the Event Canvas. Amsterdam: BIS Publishing

Johannsen J.; Fischer-Johannsen J., (2011). Systemische Therapie und Beratung für Familien mit einem Demenzerkrankten, In: Zeitschrift: Familiendynamik, 36. JAHRGANG, HEFT 4/2011, Stuttgart: J. G. Cotta'sche Buchhandlung Nachfolger GmbH

Krause, K. (2012). Kooperation von pflegenden Angehörigen und beruflich Pflegenden in der ambulanten Versorgung demenzkranker Menschen. Prädikatoren, Einfluss und Interventionsansätze. In J. Pantel (Hrsg.), Psychosoziale Interventionen zur Prävention und Therapie der Demenz. Berlin: Logos

Lindemann, H. (2016). Die große Metaphern-Schatzkiste. Systemisch arbeiten mit Sprachbildern. Band 2: Die Systemische Heldenreise. Göttingen: Vandenhoeck & Ruprecht

Nagl-Cupal, M. et al., Bundesministerium für Arbeit, Soziales, Gesundheit und Konsumentenschutz (Hg.) (2018): Angehörigenpflege in Österreich. Einsicht in die Situation pflegender Angehöriger und in die Entwicklung informeller Pflegenetzwerke. Universität Wien

Perrig-Chiello, P. & Höpflinger, F. (Hg.) (2012) Pflegende Angehörige älterer Menschen. Probleme, Bedürfnisse, Ressourcen und Zusammenarbeit mit der ambulanten Pflege. Bern: Hans Huber Verlag

Viney, L. L., Benjamin, Y. N., & Preston, C. (1988). Constructivist family therapy with the elderly. Journal of Family Psychology, 2(2), 241–258.

Woods, B., Keady, J. & Seddon, D. (2009). Angehörigenintegration. Beziehungszentrierte Pflege und Betreuung von Menschen mit Demenz. Bern: Hans Huber Verlag